第34回

臨床工学技士 国家試験問題解説集

編集／一般社団法人 日本臨床工学技士教育施設協議会

へるす出版

刊行にあたって

臨床工学技士国家試験問題解説集は、一般社団法人日本臨床工学技士教育施設協議会監修の書籍として、平成16年以来、継続して印刷頒布して参りました。

臨床工学技士の医療現場における期待、要求事項の高さは、臨床工学技士業務指針が策定されたことからも明らかであり、臨床工学分野の教育の向上、および出版刊行物などによる臨床工学技士の認知度の向上は、本協議会の責務であります。医師や看護師をはじめ、他医療職種の国家試験問題解説集が多くの出版社より刊行されている状況のなか、臨床工学技士関連の図書をできるだけ世に送り出し、多くの人にこの分野の存在を知っていただくことも認知度の向上に欠かせないことと考えます。このような状況のなか、平成23年度の第24回臨床工学技士国家試験より、へるす出版から刊行する運びとなりました。

本臨床工学技士国家試験問題解説集は、全国の臨床工学技士養成施設で実際に学生の教育を担当されている先生方に、専門分野の解説を分担していただき、国家試験問題を1問ずつ授業で解説することを念頭とした表現で記述されています。その特徴を以下に挙げさせていただきます。

1. 問題1問につき、1ページの解説を基本とすることにより、コンパクトにまとめられた解説を集中して学習可能である。
2. 問題内容の概説と、各々の選択肢記述内容について解説がまとめられているため、レベルに合わせた学習が可能である。
3. 各問題のキーワードを提示することにより、問題の重要事項を把握し、出題意図などのポイントの理解につながる。
4. 既出問題番号を明記することにより、類似問題の演習が可能となり、理解力の向上につながる。
5. 国家試験出題基準に基づいた問題分類表の提示により、指導者側も問題出題傾向を理解した指導につながる。

臨床工学技士は、すでにコメディカルの重要な医療職種として欠くことのできない存在となって参りましたが、今後さらに世間的な認知を深め、大いなる活躍を目指す上においては、臨床工学技士国家試験問題解説集の出版社による刊行はその基盤のひとつになるものと確信いたします。

本臨床工学技士国家試験問題解説集のさらなる充実のために、多くの方々からのご意見、ご叱正を賜れば幸甚に存じます。

2021 年 11 月

一般社団法人　日本臨床工学技士教育施設協議会

代表理事　　　　　　　　　出渕　靖志

理事 教科書委員会　委員長　　片岡　則之

目　　次

（令和3年版）国家試験出題基準による分類【午前】

問題番号	試験科目	大項目	中項目	小項目	
午前01	専門基礎科目Ⅰ. 医学概論	(1)臨床工学に必要な医学的基礎	1. 医学概論	(3)医療事故の発生と再発の防止	
午前02	専門基礎科目Ⅰ. 医学概論	(1)臨床工学に必要な医学的基礎	2. 公衆衛生	(3)保健活動	②一次予防、二次予防、三次予防
午前03	専門基礎科目Ⅰ. 医学概論	(1)臨床工学に必要な医学的基礎	3. 公衆衛生	(3)保健活動	③感染症の予防対策
午前04	専門基礎科目Ⅰ. 医学概論	(1)臨床工学に必要な医学的基礎	4. 生化学の基礎	(1)生体物質	①糖質
午前05	専門基礎科目Ⅰ. 医学概論	(1)臨床工学に必要な医学的基礎	5. 薬理学の基礎	(1)薬物の投与・吸収・排泄	①投与経路
午前06	専門基礎科目Ⅰ. 医学概論	(2)人体の構造及び機能	6. 腎・泌尿器	(1)腎・泌尿器系の構造と機能	
午前07	専門基礎科目Ⅰ. 医学概論	(2)人体の構造及び機能	7. 呼吸	(2)呼吸機能	②換気力学
午前08	専門基礎科目Ⅰ. 医学概論	(2)人体の構造及び機能	8. 腎・泌尿器	(2)尿生成のメカニズム	②尿細管機能
午前09	専門基礎科目Ⅰ. 医学概論	(2)人体の構造及び機能	9. 情報の受容と処理	(2)感覚機能	④体性感覚
午前10	専門科目Ⅴ. 臨床医学総論	(1)内科学概論	3. 全身疾患の病態生理	(3)ショック	③ショックの原因　d. アナフィラキシー
午前11	専門科目Ⅴ. 臨床医学総論	(3)呼吸器系	1. 呼吸器系	(5)呼吸不全	①急性呼吸不全
午前12	専門科目Ⅴ. 臨床医学総論	(3)呼吸器系	1. 呼吸器系	(1)閉塞性肺疾患	①気管支喘息
午前13	専門科目Ⅴ. 臨床医学総論	(4)循環器系	1. 循環器系	(1)動・静脈疾患	⑧肺動脈血栓塞栓症・深部静脈血栓症
午前14	専門科目Ⅴ. 臨床医学総論	(4)循環器系	2. 心臓病学	(5)不整脈	
午前15	専門科目Ⅴ. 臨床医学総論	(5)内分泌・代謝系	5. 内分泌・代謝系	(1)糖尿病	①一型、②二型
午前16	専門科目Ⅴ. 臨床医学総論	(7)感染症	7. 感染症	(5)皮疹を伴う感染症	①単純ヘルペス感染症、②麻疹、③風疹、④EBウイルス感染症、⑤水痘・帯状疱疹
午前17	専門科目Ⅴ. 臨床医学総論	(8)腎臓・泌尿器・生殖器系	8. 腎臓・泌尿器系	(1)慢性腎臓病（CKD）	②ネフローゼ症候群
午前18	専門科目Ⅴ. 臨床医学総論	(8)腎臓・泌尿器・生殖器系	8. 腎臓・泌尿器系	(3)男性生殖器系の疾患	②前立腺癌
午前19	専門科目Ⅴ. 臨床医学総論	(9)消化器系	9. 消化器系	(3)小腸・大腸疾患	①腸炎
午前20	専門科目Ⅴ. 臨床医学総論	(10)血液系	10. 血液系	(2)凝固因子の異常	⑤ビタミンK欠乏症
午前21	専門科目Ⅴ. 臨床医学総論	(11)麻酔科学	11. 麻酔科学	(6)麻酔とモニタリング	①麻酔中のモニタ
午前22	専門科目Ⅴ. 臨床医学総論	(12)救急・集中治療医学	12. 救急・集中治療医学	(2)患者管理	②患者モニタ
午前23	専門科目Ⅴ. 臨床医学総論	(2)外科学概論	2. 外科学概論	(1)手術に関する消毒・滅菌	
午前24	専門科目Ⅴ. 臨床医学総論	(13)臨床生理学検査	13. 臨床生理学検査	(2)循環器系	①心電図
午前25	専門科目Ⅴ. 臨床医学総論	(14)免疫・移植	14. 免疫・移植	(2)自己免疫性疾患、(1)臓器移植	
午前26	専門科目Ⅲ. 生体計測装置学	(1)計測工学	1. 計測工学	(4)生体情報の計測	②変換器（トランスデューサ）
午前27	専門科目Ⅲ. 生体計測装置学	(2)生体電気・磁気計測	2. 生体電気・磁気計測	(2)心電計	②心拍出量計
午前28	専門科目Ⅲ. 生体計測装置学	(2)生体電気・磁気計測	2. 生体電気・磁気計測	(4)防電計	
午前29	専門科目Ⅲ. 生体計測装置学	(3)生体現象・化学現象の計測	3. 生体の物理・化学現象の計測	(3)心拍出量の計測	①フィック法、②色素希釈法、③動脈圧波形心拍出量（APCO）モニタ、④（その他の超音波計測法）
午前30	専門科目Ⅲ. 生体計測装置学	(3)生体現象・化学現象の計測	3. 生体の物理・化学現象の計測	(1)血液ガスの計測	②経皮的血液ガス分析装置

問題番号	科目	中分類	小分類	細目	内容
午前31	専門科目Ⅲ 生体計測装置学	(4)医用画像計測	1. 超音波画像計測	(1)超音波診断装置	①エコー法、②カラードプラ法
午前32	専門科目Ⅲ 生体計測装置学	(4)医用画像計測	4. ラジオアイソトープ(RI)による画像計測	(1)単光子断層法(SPECT)、(2)陽電子断層法(PET)	①SPECTの原理、②サイクロトロン
午前33	専門科目Ⅱ 医用治療機器学	(1)治療の基礎	1. 治療の基礎	治療に用いる物理エネルギーの種類および特性	①電磁気
午前34	専門科目Ⅱ 医用治療機器学	(2)各種治療機器	1. 電磁気治療機器	(1)電気メス	①原理、構造、②種類、③取扱いと安全管理
午前35	専門科目Ⅱ 医用治療機器学	(2)各種治療機器	2. 機械的治療機器	(4)体外式結石破砕装置	①原理、構造、②種類、③適応、④取扱いと安全管理
午前36	専門科目Ⅱ 医用治療機器学	(2)各種治療機器	2. 機械的治療機器	(2)輸液ポンプ、シリンジポンプ	①原理、構造、②種類、③適応、④取扱いと安全管理
午前37	専門科目Ⅱ 医用治療機器学	(2)各種治療機器	4. 超音波治療機器	(2)超音波凝固切開装置	①原理、構造、②種類、③適応、④取扱いと安全管理
午前38	専門科目Ⅱ 医用治療機器学	(2)各種治療機器	7. 熱治療機器	(2)ハイパーサーミア装置	①原理、構造、②種類、③適応、④取扱いと安全管理
午前39	専門科目Ⅳ 医用機器安全管理学	(1)医用機器の安全管理	9. 関係法規等	(1)臨床工学技士法	①臨床工学技士基本業務指針
午前40	専門科目Ⅳ 医用機器安全管理学	(1)医用機器の安全管理	3. 安全基準	(3)病院電気設備の安全基準(JIS T 1022)	③非常電源
午前41	専門科目Ⅳ 医用機器安全管理学	(1)医用機器の安全管理	4. 電気的安全性の測定	(2)漏れ電流と患者測定電流	
午前42	専門科目Ⅳ 医用機器安全管理学	(1)医用機器の安全管理	3. 安全基準	(2)医用電気機器の安全基準(JIS T 0601-1)	
午前43	専門科目Ⅳ 医用機器安全管理学	(1)医用機器の安全管理	6. 医療ガス	(4)医療ガス配管設備(JIS T 7101)	②送気配管設備、吸引設備
午前44	専門科目Ⅳ 医用機器安全管理学	(1)医用機器の安全管理	7. システム安全	(3)信頼度	③並列系の信頼度
午前45	専門科目Ⅳ 医用機器安全管理学	(1)医用機器の安全管理	8. 電磁環境	(1)電磁妨害とEMC	①電磁妨害(EMD, EMI)、②EMC a.エミッション、b.イミュニティ
午前46	専門基礎科目Ⅱ 電気工学	(1)電気工学	1. 電磁気学	(1)電荷と電界	②クーロンの法則
午前47	専門基礎科目Ⅱ 電気工学	(1)電気工学	1. 電磁気学	(2)磁気と磁界	②透磁率と比透磁率、③磁束と磁束密度、⑤電流と磁界
午前48	専門基礎科目Ⅱ 電気工学	(1)電気工学	2. 電気回路	(3)直流回路	③キルヒホッフの法則
午前49	専門基礎科目Ⅱ 電気工学	(1)電気工学	2. 電気回路	(2)電圧・電流・電力	⑧電力と電力量
午前50	専門基礎科目Ⅱ 電気工学	(1)電気工学	2. 電気回路	(4)交流回路	⑩正弦波交流、⑩有効電力と皮相電力
午前51	専門基礎科目Ⅱ 電気工学	(1)電気工学	3. 電力装置	(1)変換器	③直流と交流の交換 a.コンバータ、b.インバータ
午前52	専門基礎科目Ⅱ 電子工学	(2)電子工学	1. 電子回路	(1)回路素子	①半導体、②ダイオード、③トランジスタ
午前53	専門基礎科目Ⅱ 電子工学	(2)電子工学	1. 電子回路	(2)電子回路要素	①表示器 d.LEDディスプレイ、7セグメントLED
午前54	専門基礎科目Ⅱ 電子工学	(2)電子工学	2. アナログ回路	(3)アナログ回路	①差動増幅器、②演算増幅器回路、③応用電子回路
午前55	専門基礎科目Ⅱ 電子工学	(2)電子工学	2. アナログ回路	(3)アナログ回路	①差動増幅器、②演算増幅器回路、③応用電子回路
午前56	専門基礎科目Ⅱ 電子工学	(2)電子工学	2. ディジタル回路	(4)ディジタル回路	①組合せ論理回路
午前57	専門基礎科目Ⅱ 電子工学	(2)電子工学	2. 通信工学	(2)通信方式	③変調方式
午前58	専門基礎科目Ⅱ 電子工学	(2)電子工学	1. コンピュータ	(2)情報の表現	⑤画像表現
午前59	専門基礎科目Ⅱ 情報処理工学	(3)情報処理工学	2. ネットワークと情報セキュリティ	(2)情報セキュリティ	
午前60	専門基礎科目Ⅱ 情報処理工学	(3)情報処理工学	1. コンピュータ	(1)情報の表現	⑦データの圧縮法
午前61	専門基礎科目Ⅱ 情報処理工学	(3)情報処理工学	1. コンピュータ	(1)情報の表現	②2進法の演算、基数の変換
午前62	専門基礎科目Ⅱ 情報処理工学	(3)情報処理工学	1. コンピュータ	(1)情報の表現	④AD変換、DA変換 サンプリング定理
午前63	専門基礎科目Ⅱ システム工学	(4)システム工学	1. システム理論	(1)システム理論	③システムの入出力関係 c.伝達関数

午前64	専門科目 I．生体機能代行装置学	(1) 呼吸療法装置	1．原理と構造	(7) 周辺医用機器	(4) 加温加湿器（人工鼻を含む）
午前65	専門科目 I．生体機能代行装置学	(1) 呼吸療法装置	1．原理と構造	(6) モニタリング	(4) カプノメトリ
午前66	専門科目 I．生体機能代行装置学	(1) 呼吸療法装置	2．呼吸療法技術	(5) 人工呼吸療法の維持	(1) 喀痰吸引の資格、手技
午前67	専門科目 I．生体機能代行装置学	(1) 呼吸療法装置	3．在宅呼吸管理	(1) 在宅人工呼吸	(1) NPPV
午前68	専門科目 I．生体機能代行装置学	(1) 呼吸療法装置	2．呼吸療法技術	(2) 酸素療法	
午前69	専門科目 I．生体機能代行装置学	(2) 体外循環装置・補助循環装置	1．原理と構成	(1) 血液ポンプ	① ローラポンプ、② 遠心ポンプ
午前70	専門科目 I．生体機能代行装置学	(2) 体外循環装置・補助循環装置	3．体外循環技術	(2) 適正灌流	① 至適灌流流量
午前71	専門科目 I．生体機能代行装置学	(2) 体外循環装置・補助循環装置	3．体外循環技術	(2) 適正灌流	③ 体温コントロール
午前72	専門科目 I．生体機能代行装置学	(2) 体外循環装置・補助循環装置	1．体外循環の病態生理	(1) 体外循環と血液	④ 酸塩基平衡と電解質の変動
午前73	専門科目 I．生体機能代行装置学	(2) 体外循環装置・補助循環装置	4．補助循環法	(2) 呼吸循環補助	① ECMO VV-ECMOとVA-ECMOの違い
午前74	専門科目 I．生体機能代行装置学	(3) 血液浄化療法装置	1．血液透析療法	(1) 目的	① 体内不要物質・過剰水分の除去
午前75	専門科目 I．生体機能代行装置学	(3) 血液浄化療法装置	1．血液透析療法	(4) 構成	① 標準的な回路構成
午前76	専門科目 I．生体機能代行装置学	(3) 血液浄化療法装置	3．アフェレシス療法	(3) 種類と方法	
午前77	専門科目 I．生体機能代行装置学	(3) 血液浄化療法装置	1．血液透析療法	(10) 患者管理	
午前78	専門科目 I．生体機能代行装置学	(3) 血液浄化療法装置	1．血液透析療法	(12) 安全管理	② 安全管理と事故対策
午前79	専門科目 I．生体機能代行装置学	(3) 血液浄化療法装置	1．血液透析療法	(6) 透析装置と関連システム	② 透析装置 監視項目を含む
午前80	専門基礎科目 III．医用機械工学	(1) 医用機械工学	1．力学の基礎	(1) 力のつり合い	
午前81	専門基礎科目 III．医用機械工学	(1) 医用機械工学	2．材料力学	(1) 機械的特性	① 応力と歪み、② ヤング率
午前82	専門基礎科目 III．医用機械工学	(1) 医用機械工学	3．流体力学	(1) 流体の運動	② 乱流、層流、レイノルズ数
午前83	専門基礎科目 III．医用機械工学	(1) 医用機械工学	4．生体の流体現象	(2) 拍動流	② 脈波伝搬速度
午前84	専門基礎科目 III．医用機械工学	(1) 医用機械工学	6．熱現象	(1) 温度	② 熱膨張
午前85	専門基礎科目 IV．生体物性材料工学	(1) 生体物性	1．生体の電気的特性	(4) 受動的電気特性	
午前86	専門基礎科目 IV．生体物性材料工学	(1) 生体物性	2．生体の機械的特性	(1) 静特性、(2) 動特性	
午前87	専門基礎科目 IV．生体物性材料工学	(1) 生体物性	1．生体の磁気特性	(1) 生体と磁気	
午前88	専門基礎科目 IV．生体物性材料工学	(1) 生体物性	6．生体の光学特性	(2) 生体組織の光学特性	
午前89	専門基礎科目 IV．生体物性材料工学	(2) 医用材料	2．安全性試験	(1) 物性試験、(2) 溶出物試験、(3) 生物学的試験	
午前90	専門基礎科目 IV．生体物性材料工学	(2) 医用材料	5．材料科学	(1) 結合	① 分子間力、② 金属結合、③ イオン結合、④ 共有結合

（令和3年版）国家試験出題基準による分類【午後】

問題番号	試験科目	大項目	中項目	小項目
午後01	専門基礎科目 I. 医学概論	(1) 臨床工学に必要な医学的基礎	(6) 院内感染対策	①院内感染対策 ③標準予防策
午後02	専門基礎科目 I. 医学概論	(1) 臨床工学に必要な医学的基礎	(6) 生活環境	
午後03	専門基礎科目 I. 医学概論	(1) 臨床工学に必要な医学的基礎	(1) 生化学の基礎	⑤酵素・補酵素
午後04	専門基礎科目 I. 医学概論	6. 病理学概論	(1) 病気の種類	②炎症
午後05	専門基礎科目 I. 医学概論	(2) 人体の構造及び機能	(1) 細胞の構造と機能	
午後06	専門基礎科目 I. 医学概論	(2) 人体の構造及び機能	(1) 呼吸器の構造	
午後07	専門基礎科目 I. 医学概論	(2) 人体の構造及び機能	4. 循環	(2) 心臓の収縮と血液の拍出	①心臓の興奮とその伝搬
午後08	専門基礎科目 I. 医学概論	8. 内臓機能の調節	(2) 内分泌	①内分泌器官と分泌されるホルモン
午後09	専門基礎科目 I. 医学概論	12. 生殖、発生、老化	(3) 成長と老化	③老化
午後10	専門科目 V. 臨床医学総論	(2) 外科学概論	2. 創傷治癒	(1) 創傷治癒の過程	①炎症相、②増殖相、③成熟相
午後11	専門科目 V. 臨床医学総論	(3) 呼吸器系	1. 呼吸器系	(1) 感染症	②肺炎 a.細菌性肺炎
午後12	専門科目 V. 臨床医学総論	(4) 循環器系	1. 血管病学	(1) 血圧異常	③低血圧症
午後13	専門科目 V. 臨床医学総論	(4) 循環器系	2. 心臓病学	(2) 弁膜症	③大動脈弁狭窄症
午後14	専門科目 V. 臨床医学総論	(5) 内分泌・代謝系	2. 甲状腺疾患	(2) 甲状腺疾患	①甲状腺機能亢進症 a.バセドウ病
午後15	専門科目 V. 臨床医学総論	(1) 内科学概論	2. 徴候と病態生理	(7) 頭痛・意識障害	①傾眠、②昏睡
午後16	専門科目 V. 臨床医学総論	(3) 呼吸器系	1. 呼吸器系	(1) 感染症	③結核・非結核性抗酸菌症
午後17	専門科目 V. 臨床医学総論	(8) 腎臓・泌尿器・生殖器系	2. 尿路の疾患	(2) 結石症	
午後18	専門科目 V. 臨床医学総論	(9) 消化器系	1. 消化器系疾患と治療	(2) 胃・十二指腸疾患	②胃潰瘍・十二指腸潰瘍
午後19	専門科目 V. 臨床医学総論	(10) 血液系	1. 赤血球系疾患	2. 貧血症	④溶血性貧血
午後20	専門科目 V. 臨床医学総論	(11) 麻酔科学	2. 区域麻酔および局所麻酔	(4) 局所浸潤麻酔	
午後21	専門科目 V. 臨床医学総論	(12) 救急・集中治療医学	1. 集中治療	(1) 集中治療施設	①ICU、②CCU、③RCU、④SCU、⑤NICU、重症度評価スコア
午後22	専門科目 V. 臨床医学総論	(7) 感染症	2. 感染症	(1) 院内感染症	
午後23	専門基礎科目 I. 医学概論	(1) 臨床工学に必要な医学的基礎	1. 医学概論	(5) 医療事故の発生と再発の防止	②医療事故の発生要因、内容、③インシデント、アクシデント、④医療安全
午後24	専門基礎科目 I. 医学概論	(1) 臨床工学に必要な医学的基礎	1. 生化学の基礎	(2) 代謝	②エネルギー代謝
午後25	専門科目 III. 生体計測装置学	(1) 計測工学	1. 計測論	(4) 単位	①国際単位系 (SI単位)
午後26	専門科目 III. 生体計測装置学	(1) 計測工学	1. 計測論	(6) 雑音と対策	②雑音対策
午後27	専門科目 III. 生体計測装置学	(1) 生体情報の計測	1. 生体情報の計測	(6) 雑音と対策	①雑音と環境、②雑音対策　交流雑音対策
午後28	専門科目 III. 生体計測装置学	(3) 循環器系の計測	2. 循環系の計測	(1) 血圧計	②非観血式血圧計 bオシロメトリック法
午後29	専門科目 III. 生体計測装置学	(3) 循環器系の計測	3. 呼吸系の計測	(3) 呼吸モニタ	③カプノメータ
午後30	専門科目 III. 生体計測装置学	(3) 生体の物理・化学現象の計測	4. 体温計測	(1) 体表面温度計測	②サーモグラフ　熱型検出器・光量子型検出器

番号	科目	分類	項目	細目	内容
午後31	専門科目Ⅲ 生体計測装置学	(4)医用画像計測	3. 核磁気共鳴画像計測	(1)MRI	①MRIの原理と撮像法、②臨床応用
午後32	専門科目Ⅲ 生体計測装置学	(4)医用画像計測	5. 内視鏡画像計測	(1)ファイバスコープ、(2)電子内視鏡、(3)その他	①カプセル内視鏡、②超音波内視鏡、③特殊光内視鏡
午後33	専門科目Ⅱ 医用治療機器学	(2)各種治療機器	1. 電磁気治療機器	(4)心臓ペースメーカ	①原理、構造、②種類、③適応、④取扱いと安全管理
午後34	専門科目Ⅱ 医用治療機器学	(2)各種治療機器	1. 電磁気治療機器	(5)血管内治療装置・その他のインターベーション装置	①原理、構造、②種類、③適応、④取扱いと安全管理
午後35	専門科目Ⅱ 医用治療機器学	(2)各種治療機器	2. 機械的治療機器		①原理、構造、②種類、③取扱いと安全管理
午後36	専門科目Ⅱ 医用治療機器学	(2)各種治療機器	3. 光治療機器	(1)レーザ手術装置	①原理、構造、②種類、③適応、④取扱いと安全管理
午後37	専門科目Ⅱ 医用治療機器学	(2)各種治療機器	5. 内視鏡機器	(2)内視鏡外科手術機器	①原理、構造、②治療の概要と使用機器、④取扱いと安全管理
午後38	専門科目Ⅳ 医用機器安全管理学	(1)医用機器の安全管理	1. 臨床工学技士と安全管理	(1)臨床工学技士と安全管理の役割	
午後39	専門科目Ⅳ 医用機器安全管理学	(1)医用機器の安全管理	2. 各種エネルギーの人体への危険性	(2)人体の電撃反応	①最小感知電流
午後40	専門科目Ⅳ 医用機器安全管理学	(1)医用機器の安全管理	3. 安全基準	(3)病院電気設備の安全基準（JIS T 1022)	②非設置配線方式
午後41	専門科目Ⅳ 医用機器安全管理学	(1)医用機器の安全管理	3. 安全基準	(3)病院電気設備の安全基準（JIS T 1022)	
午後42	専門科目Ⅳ 医用機器安全管理学	(1)医用機器の安全管理	4. 電気的安全性の測定	(2)漏れ電流と患者測定電流	②許容値
午後43	専門科目Ⅳ 医用機器安全管理学	(1)医用機器の安全管理	4. 電気的安全性の測定	(1)測定用器具(MD)	②測定用電圧計
午後44	専門科目Ⅳ 医用機器安全管理学	(1)医用機器の安全管理	6. 医療ガス	(3)高圧ガス保安法	①貯蔵、移動、消費の安全管理、②ボンベ内ガス残量
午後45	専門科目Ⅳ 医用機器安全管理学	(1)医用機器の安全管理	8. 電磁環境	(4)電波環境	①医用テレメータの安全管理、②携帯電話の使用指針、③無線LANの管理
午後46	専門基礎科目Ⅱ 医用電気電子工学	(1)電気工学	1. 電磁気学	(2)磁気と磁界	⑦電磁誘導
午後47	専門基礎科目Ⅱ 医用電気電子工学	(1)電気工学	1. 電磁気学	(1)電荷と電界、(2)磁気と磁界	⑧静電シールド、④磁気シールド
午後48	専門基礎科目Ⅱ 医用電気電子工学	(1)電気工学	2. 電気回路	(2)電圧・電流・電力	⑧電力と電力量
午後49	専門基礎科目Ⅱ 医用電気電子工学	(1)電気工学	2. 電気回路	(2)電圧・電流・電力	④コンダクタンス
午後50	専門基礎科目Ⅱ 医用電気電子工学	(1)電気工学	2. 電気回路	(4)交流回路	②複素数
午後51	専門基礎科目Ⅱ 医用電気電子工学	(2)電子工学	1. 電子回路	(1)回路素子	②ダイオード
午後52	専門基礎科目Ⅱ 医用電気電子工学	(2)電子工学	1. 電子回路	(3)アナログ回路	①差動増幅器回路、②演算増幅器回路、③応用電子回路
午後53	専門基礎科目Ⅱ 医用電気電子工学	(2)電子工学	2. 電子回路	(3)アナログ回路	①差動増幅器回路、②演算増幅器回路、③応用電子回路
午後54	専門基礎科目Ⅱ 医用電気電子工学	(2)電子工学	2. 電子回路	(4)ディジタル回路	①組合せ論理回路
午後55	専門基礎科目Ⅱ 医用電気電子工学	(2)電子工学	2. 通信工学	(1)通信理論	
午後56	専門基礎科目Ⅱ 医用電気電子工学	(3)情報処理工学	1. コンピュータ	(2)ハードウェア	①CPU
午後57	専門基礎科目Ⅱ 医用電気電子工学	(3)情報処理工学	1. コンピュータ	(3)ソフトウェア	①アルゴリズム フローチャート
午後58	専門基礎科目Ⅱ 医用電気電子工学	(3)情報処理工学	2. ネットワークと情報セキュリティ	(2)情報セキュリティ	①脅威と脆弱性
午後59	専門基礎科目Ⅱ 医用電気電子工学	(3)情報処理工学	1. コンピュータ	(1)情報の表現	①2進数 16進数
午後60	専門基礎科目Ⅱ 医用電気電子工学	(3)情報処理工学	1. コンピュータ	(1)情報の表現	⑧論理演算
午後61	専門科目Ⅲ 生体計測装置学	(1)計測工学	2. 生体情報の計測	(5)信号処理、(6)雑音と対策	
午後62	専門基礎科目Ⅲ 医用電気電子工学	(4)システム工学	1. システム理論	(1)システム理論	③システムの入出力関係 ブロック線図
午後63	専門科目Ⅰ 生体機能代行装置学	(1)呼吸療法装置	1. 原理と構造	(7)周辺装置用機器	⑥NOガス（一酸化窒素）治療機器

番号	科目	装置・分野	中項目	小項目	詳細
午後64	専門科目I. 生体機能代行装置学	(1)呼吸療法装置	1.原理と構造	(6)モニタリング	③パルスオキシメトリ
午後65	専門科目I. 生体機能代行装置学	(1)呼吸療法装置	2.呼吸療法技術	(1)総論	①自発呼吸と人工呼吸
午後66	専門科目I. 生体機能代行装置学	(1)呼吸療法装置	1.原理と構造	(5)高気圧治療装置	①治療原理および禁忌と注意および指導
午後67	専門科目I. 生体機能代行装置学	(1)呼吸療法装置	3.在宅呼吸管理	(1)在宅酸素療法	
午後68	専門科目I. 生体機能代行装置学	(1)呼吸療法装置	1.原理と構造	(5)高気圧治療装置	①治療原理および適応と禁忌および指導
午後69	専門科目I. 生体機能代行装置学	(2)体外循環装置・補助循環装置	1.原理と構成	(2)人工肺	②膜型、③構造、灌流方式、④膜の材質、コーティング
午後70	専門科目I. 生体機能代行装置学	(2)体外循環装置・補助循環装置	2.体外循環の病態生理	(1)体外循環と血液	④酸塩基平衡と電解質の変動
午後71	専門科目I. 生体機能代行装置学	(2)体外循環装置・補助循環装置	5.安全管理	(2)体外循環の合併症	④溶血
午後72	専門科目I. 生体機能代行装置学	(2)体外循環装置・補助循環装置	1.原理と構成、3.体外循環技術	(3)人工心肺	
午後73	専門科目I. 生体機能代行装置学	(2)体外循環装置・補助循環装置	2.体外循環の病態生理	(1)体外循環と血液	⑤抗凝固
午後74	専門科目I. 生体機能代行装置学	(2)体外循環装置・補助循環装置	5.安全管理	(1)体外循環のトラブル対策	
午後75	専門科目I. 生体機能代行装置学	(3)血液浄化療法装置	2.腹膜透析療法	(2)原理	④濾過、除水を含む
午後76	専門科目I. 生体機能代行装置学	(3)血液浄化療法装置	1.血液透析療法	(5)透析器、濾過器	④性能指標 クリアランス、限外濾過率を含む
午後77	専門科目I. 生体機能代行装置学	(3)血液浄化療法装置	1.血液透析療法	(9)バスキュラーアクセス	②慢性期(維持用) 合併症含む
午後78	専門科目I. 生体機能代行装置学	(3)血液浄化療法装置	3.アフェレレンス療法	(2)種類と方法	①持続的血液浄化
午後79	専門科目I. 生体機能代行装置学	(3)血液浄化療法装置	3.血液浄化療法装置	(12)安全管理	
午後80	専門基礎科目III. 医用機械工学	(1)医用機械工学	1.力学の基礎	(2)力と運動	①位置、速度、加速度 ⑥エネルギー
午後81	専門基礎科目III. 医用機械工学	(1)医用機械工学	2.材料力学	(1)機械的特性	①応力と歪み、④降伏点、耐力
午後82	専門基礎科目III. 医用機械工学	(1)医用機械工学	3.流体力学	(3)ベルヌーイの定理	①動圧、静圧、全圧、水圧
午後83	専門基礎科目III. 医用機械工学	(1)医用機械工学	5.波動現象	(2)音波、超音波	⑥ドプラ効果
午後84	専門基礎科目III. 医用機械工学	(1)医用機械工学	6.熱現象	(2)熱力学	④ボイル・シャルルの法則
午後85	専門基礎科目IV. 生体物性材料工学	(1)生体物性	1.生体の電気的特性	(2)興奮現象	①脱分極、②再分極、③興奮伝導
午後86	専門基礎科目IV. 生体物性材料工学	(1)生体物性	1.生体の機械的特性	(3)音響特性	②音響インピーダンス
午後87	専門基礎科目IV. 生体物性材料工学	(1)生体物性	7.生体における輸送現象	(1)輸送現象のメカニズム	④膜輸送 能動輸送
午後88	専門基礎科目IV. 生体物性材料工学	(2)医用材料	1.医用材料の条件	(3)可滅菌性	①滅菌法 滅菌の種類
午後89	専門基礎科目IV. 生体物性材料工学	(2)医用材料	3.相互作用	(4)慢性局所反応	
午後90	専門基礎科目IV. 生体物性材料工学	(2)医用材料	4.医用材料の種類	(1)金属材料	⑤形状記憶合金

第34回臨床工学技士国家試験

午前問題解説

［３４回−午前−問題１］　PDCAサイクルに含まれ**ない**のはどれか。（医学概論）
1. 実　施
2. 処　置
3. 点　検
4. 依　頼
5. 計　画

◆キーワード

PDCAサイクル　安全性向上　医療事故防止

◆解　説

　医療の質と安全性の向上のために、医療現場ではさまざまな医療安全対策が取られている。

　PDCAサイクルは製造業での品質管理法として発展し、医療分野では質の向上、医療事故の防止などのために活用されている。

　PDCAとは以下のような考え方である。

　　Plan（計画立案）：事故防止のための計画を立てる

　　Do（実施・実行）：関係者に計画を周知して実行する

　　Check（点検・評価）：実行中の計画の進捗状況を評価する

　　Action（処置・改善）：評価結果をもとに計画を見直し、継続、修正、中止などの方策を立てる

　以上のようなサイクルを繰り返し、上手くいった方式は標準化し、計画通り実施されない部分は手直ししてさらに良いものにしていくことで医療の質と安全の向上を図る。

1. 実施：Do
2. 処置：Action
3. 点検：Check
5. 計画：Plan

【正解　4】

<文　献>

　医療情報科学研究所　編：公衆衛生が見える2020-2021．メディックメディア．2020．P117
　小野哲章ほか　編：臨床工学技士標準テキスト　第3版増補．金原出版．2019．P24〜P25

◆過去5年間に出題された関連問題

　該当なし

1. 予防接種
2. 生活指導
3. 健康診断
4. 労働環境の改善
5. リハビリテーション

◆キーワード

予防医学

◆解　説

　疾病は、その進行段階から、疾病前段階（感受性期）、疾病段階（前期・後期）に分けることができる。それらの段階に対応した対策を一次予防、二次予防、三次予防と呼ぶ。

	目的	予防手段
一次予防	疾病の発現防止と健康増進	健康増進：健康教育、生活指導、栄養指導、健康相談 特異的予防:予防接種、発がん性物質対策、アレルゲン対策
二次予防	早期発見と早期治療による健康障害の進展防止	総合的健康診断、スクリーニング検査、選択的な検診
三次予防	機能障害や能力低下を防止し、ADL・QOLの向上や社会復帰を実現	機能障害防止：後遺症防止、再発防止、悪化防止 リハビリテーション：機能回復訓練、理学療法・作業療法、職業訓練

1. 一次予防
2. 一次予防
3. 二次予防
4. 一次予防
5. 三次予防

【正解　3】

<文　献>
医療情報科学研究所　編：公衆衛生が見える 2020-2021. メディックメディア. 2020. P4
小野哲章ほか　編：臨床工学技士標準テキスト　第３版増補. 金原出版. 2019. P29～P30

◆過去５年間に出題された関連問題
　［２９回－午後－問題１］

3

[３４回－午前－問題３] 「感染症の予防及び感染症の患者に対する医療に関する法律」においてインフルエンザ（鳥インフルエンザ及び新型インフルエンザ等感染症を除く）はどれか。（医学概論）

1. 一類感染症
2. 二類感染症
3. 三類感染症
4. 四類感染症
5. 五類感染症

◆キーワード

感染症法　インフルエンザ

◆解　説

　感染症は感染力や罹患した場合の重篤性に基づいて１～５類に分類され、各類型に応じて対策・措置が定められている。

類型		性格	届出基準	期間
1類		感染力・罹患した場合の危険性が極めて高い感染症	全数把握 （医師が届出）	診断後直ちに
2類		感染力・罹患した場合の危険性が高い感染症		
3類		特定の職業への就業によって集団発生を起こし得る感染症		
4類		動物・飲食物などを介して人に感染し，国民の健康に影響を与えるおそれがある感染症		
5類	全数把握	国が発生動向調査を行い，その結果等に基づいて必要な情報を一般国民や医療関係者に提供・公開していくことによって発生・拡大を防止すべき感染症		診断後７日以内
	定点把握		定点把握（指定届け出期間の管理者が届出）	次の月曜日まで/翌月初日まで

　インフルエンザ（鳥インフルエンザ、新型インフルエンザ等感染症を除く）は５類感染症（定点把握）に分類される。鳥インフルエンザ（H5N1・H7N9）は２類感染症、鳥インフルエンザ（H5N1・H7N9を除く）は４類感染症に分類される。また、新型インフルエンザは新型インフルエンザ等感染症に分類される。

1. エボラ出血熱、クリミア・コンゴ出血熱、痘そう、南米出血熱、ペスト、マールブルグ病、ラッサ熱
2. 急性灰白髄炎（ポリオ）、結核、ジフテリア、重症急性呼吸器症候群、中東呼吸器症候群、鳥インフルエンザ（H5N1 または H7N9）
3. コレラ、細菌性赤痢、腸管出血性大腸菌感染症、腸チフス、パラチフス
4. A型肝炎、狂犬病、マラリアなど44疾患
5. B型肝炎、風疹、麻疹、水痘など24疾患

【正解　5】

<文　献>

　医療情報科学研究所　編：公衆衛生が見える 2020-2021．メディックメディア．2020．P281～P283
　小野哲章ほか　編：臨床工学技士標準テキスト　第３版増補．金原出版．2019．P30～P31

◆過去５年間に出題された関連問題

　該当なし

　　a. マルトース
　　b. ガラクトース
　　c. フルクトース
　　d. スクロース
　　e. ラクトース

　　1. a、b　　　2. a、e　　　3. b、c　　　4. c、d　　　5. d、e

◆キーワード

糖質　単糖　二糖

◆解　説

　糖質は炭素（C）、水素（H）、酸素（O）から構成され、炭水化物とも呼ばれる。単糖をモノマーとして、これが2つ脱水縮合した二糖類、少数の単糖が縮合したオリゴ糖、多数の単糖が縮合した多糖類に分けることができる。

　主な糖類は以下の通りである。

　　単糖類：グルコース、フルクトース、ガラクトース、リボース、デオキシリボース

　　二糖類：スクロース、マルトース、ラクトース

　　多糖類：デンプン、グリコーゲン、セルロース

　糖類は主にエネルギー源として使われる。また、五炭糖であるリボースとデオキシリボースは核酸の材料である。

a. 麦芽糖、二糖類。グルコースが2個結合。

b. 単糖類。

c. 果糖、単糖類。

d. ショ糖、二糖類。グルコースとフルクトースが結合。

e. 乳糖、二糖類。グルコースとガラクトースが結合。

【正解　3】

＜文　献＞

　和田　勝：基礎から学ぶ生物学・細胞生物学　第4版．羊土社．2020．P63～P64

　小野哲章ほか　編：臨床工学技士標準テキスト　第3版増補．金原出版．2019．P102～P103

◆過去5年間に出題された関連問題

　［２９回－午前－問題４］

薬剤治療に影響を与える因子として考え**にくい**のはどれか。（医学概論）

1. 投与経路
2. ABO 式血液型
3. 体　重
4. 併用薬
5. 年　齢

◆キーワード

薬物の効果　効果を規定する因子

◆解　説

　薬物治療に影響を与える因子には大きく分けて生体側因子と薬物側因子の２つがある。

1) 生体側因子

・個体差：薬物の体内動態（吸収、分布、代謝、排泄など）、薬物の作用に対する感受性、耐性などに個体差がある。

・疾患の状況：肝障害による代謝能力の低下、腎機能低下による排泄の減少などが影響する。

・年齢：小児や高齢者は薬物の代謝・排泄機能の未発達・衰えが影響する。

・体格：体重に代表される体格の違いにより効果に差が現れる。

・プラセボ効果：薬理作用のない物質を本当の薬であるかのように治療に使うと条件によっては臨床効果を現す。

2) 薬物側因子

・適用方法：投与経路（経口、静脈注射）や薬剤の形状の違いにより吸収速度や発現時間が異なる。

・投与量：薬物の効果は治療量（域）にある場合に得られ、これ以下では効果は得られず、逆にこれを超えると有害作用が現れる。

・併用薬：複数の薬物を同時に使用する場合、効果が加わる相加効果やそれ以上に高めあう相乗効果を示したりする。しかし反対に効果を打ち消しあう拮抗作用を示すこともある。

2. ABO 式血液型は赤血球表面の抗原により決まるもので、薬効には影響しない。

【正解　2】

＜文　献＞

　安原　一、小口勝司　編：わかりやすい薬理学　第４版. ヌーヴェルヒロカワ. P17～P25

　小野哲章ほか　編：臨床工学技士標準テキスト　第３版増補. 金原出版. 2019. P138～P140

◆過去５年間に出題された関連問題

　該当なし

［３４回－午前－問題６］　尿検査の項目で**ない**のはどれか。（医学概論）

1. ブドウ糖
2. グリコヘモグロビン（HbA1c）
3. pH
4. ケトン体
5. 比　重

◆キーワード

尿検査　糖代謝異常

◆解　説

　尿検査は腎臓、尿路や代謝の病的状態を把握するために行う。尿の定性的検査には、尿試験紙法によるスクリーニングテストが行われる。検査項目は、pH、尿蛋白、尿糖（ブドウ糖）、ケトン体、ビリルビン、潜血、亜硝酸塩、ウロビリノーゲンなどがある。また、腎臓病などの検査には尿量、比重、外観、尿沈渣などの検査も重要になる。

1. 通常尿中に糖はほとんど排出されない。出現機序は糖代謝異常による血糖値上昇、腎臓の糖排泄閾値の低下である。
2. グリコヘモグロビン（HbA1c）はヘモグロビンのβ鎖にグルコースが強固に結合したもので、1～2ヵ月前の統合された平均的血糖値を反映している。糖尿病の検査に用いられる血液検査の項目である。
3. 基準値は5.0～8.0で平均6.0程度の弱酸性を示す。酸性に傾いた場合は腎疾患、糖尿病、痛風など、アルカリ性に傾いた場合は尿路感染症、嘔吐、過呼吸などが考えられる。
4. ケトン体はインスリン欠乏やインスリン拮抗物質の作用により脂肪酸の酸化が亢進して多量に産生される。糖尿病、飢餓、多脂肪食の摂取などにより尿中に出現する。
5. 尿比重は尿中の固形成分の量と尿量によって変化する。基準値は1.002～1.030である。正常尿では塩化ナトリウムと尿素の量によって左右されるが、病的状態では糖、タンパク質などの影響を受ける。高値ではネフローゼ症候群など、低値では慢性腎臓病などが疑われる。

【正解　2】

<文　献>

斉藤邦明　編：わかりやすい生化学　第5版. ヌーヴェルヒロカワ. P253～P257

小野哲章ほか　編：臨床工学技士標準テキスト　第3版増補. 金原出版. 2019. P149～P154

◆過去5年間に出題された関連問題

　該当なし

［３４回－午前－問題７］　大気圧が 480 mmHg の高地における吸入気酸素分圧（PIO₂）［mmHg］はおよそいくらか。

　　ただし、体温は37℃、大気の酸素濃度は21%、飽和水蒸気圧は 47 mmHg である。（医学概論）

　　　1.　91
　　　2.　100
　　　3.　150
　　　4.　160
　　　5.　433

◆キーワード

呼吸機能　ガス分圧

◆解　説

　種類の異なる複数のガスが混合している場合、各ガスの分圧は構成ガスの体積比（＝モル比）で決まる。大気の構成は N_2＝79%、O_2＝21%、CO_2＝0.04%であり、各ガスの分圧は湿度０%とすると大気圧（760 mmHg）×構成比で求められる.

　気道に吸入された空気は、37℃の水蒸気圧（47 mmHg）で飽和されるので、各ガスの分圧は（全圧－水蒸気圧）×構成比で求められる。

　大気圧 480 mmHg、飽和水蒸気圧 47 mmHg、酸素濃度 21 %の場合、吸入気酸素分圧は以下の式により求められる。

$$(480 - 47) \times 0.21 = 90.93 ≒ 91 \ mmHg$$

【正解　1】

＜文　献＞

小野哲章ほか　編：臨床工学技士標準テキスト　第３版増補. 金原出版. 2019. P49〜P50

◆過去５年間に出題された関連問題

　該当なし

［３４回－午前－問題8］　糖が最も再吸収されるのはどの部位か。(医学概論)
1. 糸球体
2. 近位尿細管
3. ヘンレ係蹄
4. 遠位尿細管
5. 集合管

◆キーワード

ネフロン　尿細管機能　再吸収

◆解　説
　糸球体で濾過された原尿は近位尿細管、ヘンレループ、遠位尿細管、集合管へと流れる間に組成が変化する。これは尿細管周囲の毛細血管内・血漿中の物質が尿細管細胞を介して濾液中に分泌されたり（分泌）、逆に濾液中の物質が吸収されたり（再吸収）するためである。
　下図に尿細管における分泌・再吸収を示す。

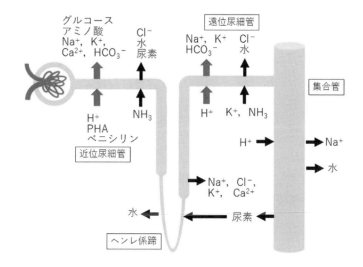

1. 糸球体は糸球体毛細血管圧、血漿の膠質浸透圧、ボーマン嚢内圧のバランスにより血液を濾過する。
2. 糸球体で濾過された原尿に含まれるグルコースとアミノ酸は近位尿細管でほぼ100％再吸収される。
3. 下行脚での水の再吸収および上行脚での各種イオンの再吸収により尿の濃縮に関連する。
4. 遠位尿細管の前半部は輸入細動脈・輸出細動脈に近接し緻密斑を形成する。Na⁺、K⁺、水等の再吸収を行う。
5. 遠位尿細管は集合管に合流する。バゾプレッシンの作用により水の再吸収が促進される。

【正解　2】

<文　献>
　内田さえほか: 人体の構造と機能　第5版. 医歯薬出版. 2019. P311〜P313
　小野哲章ほか　編: 臨床工学技士標準テキスト　第3版増補. 金原出版. 2019. P65

◆過去5年間に出題された関連問題
　［２９回－午前－問題9］　　［３０回－午前－問題8］　　［３１回－午前－問題8］

1. 脊　髄
2. 橋
3. 視　床
4. 大脳基底核
5. 小　脳

◆キーワード

伸張反射　反射中枢　脊髄

◆解　説

　生体が受けた刺激が中枢神経で統合された結果、意思とは無関係に起こるステレオタイプの一連の過程を反射という。中枢神経系内で、神経細胞が反射のためのネットワークを作っている場所を反射中枢という。情報の伝わる経路は反射弓と呼ばれ、受容器―求心性神経―反射中枢―遠心性神経―効果器の５つの要素からなる。

　腱をたたくことによってある筋を引き伸ばすと、反射性にその筋が収縮する。この反射を伸張反射（臨床では伸展反射）という。伸張反射の例には膝蓋腱反射やアキレス腱反射がある。

　腱反射の場合、反射弓は下図のようになる。

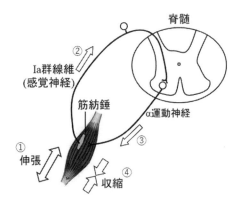

1. 感覚情報の上行路、運動指令の下行路。脊髄反射の反射中枢。伸張反射、屈曲反射などがある。
2. 脳幹の一部でさまざまな自律機能の中枢がある。排尿反射の反射中枢になる。
3. 感覚伝導路の中継所。
4. 運動に関するプログラムを出力する。
5. 運動調節、運動の記憶・学習に関与する。

【正解　1】

<文　献>

　内田さえほか：人体の構造と機能　第５版. 医歯薬出版. 2019. P66、P82

◆過去５年間に出題された関連問題

　該当なし

アナフィラキシーショックの患者の血圧を上昇させるために用いる薬剤として最も適切なのはどれか。(臨床医学総論)

1. アトロピン
2. アドレナリン
3. リドカイン
4. グルココルチコイド
5. 抗ヒスタミン薬

◆キーワード

アナフィラキシーショック　アドレナリン

◆解　説

　アナフィラキシーショックはⅠ型アレルギー反応によりもたらされる重篤な病態で、血管の弛緩により過剰な降圧、気管支平滑筋攣縮、浮腫、分泌物増加による気道の閉塞、じん麻疹症状を発現する。アナフィラキシーショックが生じた場合には、速やかに昇圧治療を行わないと予後不良となる。

　抗ヒスタミン薬やステロイドは反応するまで時間がかかりショック状態に対する即効性がないため、重症発作が考えられる場合はアドレナリンの筋肉注射を行う。

1. アトロピンは、ムスカリン性アセチルコリン受容体拮抗薬であるが、直接的な昇圧作用は弱く、適さない。
2. アドレナリンは、アドレナリン受容体を介して速やかな昇圧反応をもたらす。
3. リドカインは抗不整脈作用を有するが、アナフィラキシーショックを起こす可能性がある。
4. グルココルチコイドは、抗ショック作用があり体液貯留から昇圧をもたらすが、作用が遅く適さない。
5. 抗ヒスタミン薬は、花粉症等のⅠ型アレルギー反応の治療に用いられるが、昇圧作用はない。

【正解　2】

<文　献>
篠原一彦ほか　編：臨床工学講座　臨床医学総論　第２版. 医歯薬出版. 2020. P276
小野哲章ほか　編：臨床工学技士標準テキスト　第３版増補. 金原出版. 2019. P559

◆過去５年間に出題された関連問題
　　［２９回－午後－問題２１］　　［３１回－午前－問題１０］　　［３２回－午前－問題１０］

11

[３４回－午前－問題１１] 急性呼吸促迫症候群（ARDS）の病態として**誤っている**のはどれか。（臨床医学総論）

1. 拡散障害
2. 換気血流比不均等
3. 気道抵抗上昇
4. シャント率増加
5. 肺コンプライアンス増加

◆キーワード

呼吸器疾患　急性呼吸促迫症候群（ARDS）

◆解　説

　　ARDS ではさまざまな原因により肺血管の透過性が亢進し間質液が貯留する。ARDS の臨床的所見は、① 1 週間以内の発症、②胸部 X 線上での両側性浸潤影、③心原性肺水腫が原因でない、④明らかな低酸素血症、である（2012 年ベルリン定義）。

1. 間質液の貯留により、肺気量の低下や血栓などによる肺毛細血管床の減少などから拡散障害が起こる。
2. 仰臥位であれば重力のかかる背部で特に間質液貯留が多くなり、肺胞が潰れるために換気できなくなる。このため換気血流比（$\dot{V}_A／\dot{Q}$）不均等が生じる。
3. 間質液貯留による気道内への水腫液の貯留、間質への水分貯留または気道粘膜の腫脹によっても気道抵抗は上昇する。
4. 肺胞内に水腫液が貯留すると表面張力の低下により肺胞は虚脱し、換気ができなくなる。肺胞への血流は保たれるためシャント血流が増加し、高度の低酸素血症が生じる。
5. 間質液貯留のため肺サーファクタント機能不全となり、肺の伸展性が低下し肺は膨らみにくくなるので、肺全体としてのコンプライアンスは低下する。

【正解　5】

<文　献>

篠原一彦ほか　編：臨床工学講座　臨床医学総論　第 2 版. 医歯薬出版. 2020. P60

小野哲章ほか　編：臨床工学技士標準テキスト　第 3 版増補. 金原出版. 2019. P590

田坂 定智：急性肺損傷／急性呼吸窮迫症候群（ALI／ARDS）：診断と治療の進歩. 日内会誌. 2011. 100：P1529 〜P1535

◆過去５年間に出題された関連問題

　［２９回－午前－問題２２］　　［２９回－午前－問題６６］　　［３２回－午前－問題１２］

　［３３回－午前－問題２４］

[３４回－午前－問題１２]　気管支喘息について正しいのはどれか。（臨床医学総論）

1. 発作時には短時間作用性β₂刺激薬吸入を行う。
2. スパイロメトリーで拘束性換気障害を認める。
3. 呼気中CO濃度が診断に有用である。
4. 長期管理における薬物療法の基本は経口ステロイド薬である。
5. 生活環境に注意する必要はない。

◆キーワード

気管支喘息　呼吸機能検査　薬物療法

◆解　説

　気管支喘息は、主にアレルギー性の炎症によって気管支が慢性的に炎症を繰り返すことにより気道過敏性が亢進状態となり、気管支が狭くなり、喘鳴や呼吸困難などの発作が生じる閉塞性肺疾患である。

　発症年齢は幼児期と成人（40〜60歳代）にピークが認められる。

　気管支喘息の治療は、吸入ステロイド薬が基本となり、治療ステップにより低用量から高用量を使用する。吸入ステロイド薬で不十分な場合、気管支拡張作用のある長時間作用性β₂刺激薬（long-action β agonist：LABA）などを併用する（治療ステップ２から使用）。

1. 発作時は短時間作用性吸入β₂刺激薬（short-acting beta-agonist inhaler：SABA）、吸入ステロイド薬のほか、テオフィリン薬を用いる。短時間作用性β₂刺激薬吸入は漫然と使用すると突然死を来すことがある。
2. 閉塞性換気障害を認める（一秒率の低下）。
3. 喘息患者では、炎症によって誘導される誘導型一酸化窒素合成酵素（INOS）由来の一酸化窒素（NO）を認める場合があり、このNOを測定する呼気NO濃度測定検査がある。一酸化窒素（CO）やエタンなども炎症に伴って上昇するが、NOは喘息で特異的に上昇するため、COPDとの鑑別診断が可能となる。
4. 長期管理における薬物療法の基本は吸入ステロイド薬である。経口薬では全身性の副作用が多くなるため、重症例を除いて用いないのが基本である。
5. ハウスダスト（ほこり、ダニ）や花粉、ペットの体毛などがアレルゲンになっている患者が少なくない。室内の掃除、タバコの煙を吸わないなどの生活環境を整えるのも重要な治療の一環である。

【正解　1】

<文　献>

篠原一彦ほか　編：臨床工学講座　臨床医学総論　第２版. 医歯薬出版. 2020. P53

小野哲章ほか　編：臨床工学技士標準テキスト　第３版増補. 金原出版. 2019. P583

◆過去５年間に出題された関連問題

［２９回－午前－問題２４］　　［３３回－午前－問題２４］

［34回－午前－問題13］　災害のため自家用車内で避難生活を続けていた男性が車外に出たところ、突然の胸痛と呼吸困難を発症し救急外来を受診した。この患者の治療で最も適切なのはどれか。（臨床医学総論）

1. 血栓溶解療法
2. 下肢マッサージ
3. 弾性ストッキング装着
4. ストリッピング手術
5. 血管内レーザ焼灼術

◆キーワード

肺動脈血栓塞栓症　深部静脈血栓症　血栓溶解療法

◆解　説

　長時間の安静・脱水により深部静脈血栓症を発し、体動により血栓が剥離して肺動脈血栓塞栓症を来した症例である。原因の多くは下肢の深部静脈血栓である。

　肺血栓塞栓症の治療は、ヘパリンなどを用いた抗凝固療法や組織プラスミノーゲンアクチベータ（t-PA）などを用いた血栓溶解療法を行う。

1. ショックや急性右心不全を呈する場合は、血栓溶解療法を試みるべきである。低酸素症に対しては酸素療法、循環虚脱の場合は、経皮的心肺補助装置（PCPS）による循環補助を行う。
2. 下肢マッサージは、深部静脈血栓症の予防には有効であるが、肺動脈血栓塞栓症急性期治療には無効である。
3. 弾性ストッキング装着は、深部静脈血栓症の予防には有効であるが、肺動脈血栓塞栓症急性期治療には無効である。
4. ストリッピング手術は下肢静脈瘤に対する術式であり、傷んだ伏在静脈内にワイヤー（ストリッパー）を挿入し、静脈を抜き取り除く。
5. 血管内レーザ焼灼術は下肢静脈瘤に対する術式であり、静脈瘤を伏在静脈全体に渡りレーザで焼灼し、静脈壁全体に変性を起こして壊死させ、閉塞する治療である。

【正解　1】

<文　献>

篠原一彦ほか　編：臨床工学講座　臨床医学総論　第2版. 医歯薬出版. 2020. P66
小野哲章ほか　編：臨床工学技士標準テキスト　第3版増補. 金原出版. 2019. P596

◆過去5年間に出題された関連問題

　　［29回－午前－問題38］　　［32回－午前－問題12］　　［33回－午前－問題13］

［３４回－午前－問題１４］　カテーテルアブレーションの適応と**ならない**のはどれか。（臨床医学総論）

1. 心房細動
2. 心室頻拍
3. 上室性頻拍
4. WPW 症候群
5. Brugada 症候群

◆キーワード

カテーテルアブレーション　不整脈

◆解　説

　カテーテルアブレーションは心臓刺激伝導系に異常な経路が生じ、それが同定・焼灼可能なときに適応となる。

1. 心房細動に対しては、まず坑凝固療法、抗不整脈薬による薬物療法を行い、薬物療法で不整脈が停止しない場合において高周波カテーテルアブレーションを検討する。
2. 特発性心室頻拍では、原因となる副伝導路もしくは異常自動能を有する部位の主なパターンが明らかにされており、アブレーションによる治療が有効である。
3. 上室性頻拍に対する高周波カテーテルアブレーションは有効性と安全性が高い有用な根治手段である。
4. WPW 症候群では特有の房室間異常伝導路を通して興奮が伝わる。この部分が焼灼の対象となる。
5. Brugada 症候群は ICD（植え込み型除細動器）の絶対的適応症である。カテーテルアブレーションを実施した例もあるが、あくまでも ICD の補足として用いたのみである。

【正解　5】

＜文　献＞

　篠原一彦　編：臨床工学講座　医用治療機器学　第２版. 医歯薬出版. 2020. P50、P88

　篠原一彦ほか　編：臨床工学講座　臨床医学総論　第２版. 医歯薬出版. 2020. P110

　小野哲章ほか　編：臨床工学技士標準テキスト　第３版増補. 金原出版. 2019. P436、P623〜P625

　奥村　謙　編：カテーテルアブレーションの適応と手技に関するガイドライン. 日本循環器学会. 2012. P3〜P68

◆過去５年間に出題された関連問題

　［２９回－午前－問題１４］　　［３０回－午後－問題１４］　　［３２回－午後－問題１４］

　［３３回－午後－問題１４］

［３４回－午前－問題１５］　糖尿病の血管合併症で**ない**のはどれか。（臨床医学総論）

1. 心筋梗塞
2. 神経症
3. 腎　症
4. 糖尿病性ケトアシドーシス
5. 網膜症

◆キーワード

糖尿病　動脈硬化症　血管合併症

◆解　説

　糖尿病の合併症として急性合併症（高血糖性糖尿病性昏睡、低血糖）、慢性合併症（細小血管障害、大血管障害）がある。

　Ⅰ型糖尿病では、急速に糖尿病を発症した場合に代謝異常からケト酸・乳酸などの不揮発酸を大量に生じ、アシドーシスをもたらすことがある。直ちに治療を行わないと予後不良となる（糖尿病性ケトアシドーシス）。

　慢性合併症は細小血管障害と大血管障害に分類される。血管合併症をコントロールすることが、糖尿病患者の長期生命予後・QOLを規定する。

　① 細小血管障害：網膜障害・腎障害・末梢神経障害
　② 大血管障害：脳梗塞・心筋梗塞・下肢閉塞動脈硬化症

1. 心筋梗塞は大血管障害である。
2. 神経症は細小血管障害である。
3. 腎症は細小血管障害である。
4. 糖尿病性ケトアシドーシスは代謝異常であって、血管合併症とはいえない。
5. 網膜症は細小血管障害である。

【正解　4】

<文　献>

篠原一彦ほか　編：臨床工学講座　臨床医学総論　第２版. 医歯薬出版. 2020. P142
小野哲章ほか　編：臨床工学技士標準テキスト　第３版増補. 金原出版. 2019. P656

◆過去５年間に出題された関連問題

　［３１回－午前－問題１８］　　［３１回－午後－問題１５］　　［３２回－午後－問題２］

[３４回−午前−問題１６]　感染症とその原因との組合せで正しいのはどれか。（臨床医学総論）
1. 足白癬 ——————— カンジダ
2. 風　疹 ——————— ヒト単純ヘルペスウイルス
3. 水　痘 ——————— EB ウイルス
4. はしか ——————— 麻疹ウイルス
5. 流行性耳下腺炎 ——— ヒト乳頭腫ウイルス

◆キーワード

感染症　皮疹を伴う感染症　日和見感染症

◆解　説

1. 足白癬は皮膚糸状菌という真菌（カビ）によって発症する感染症である。
2. 風疹は風疹ウイルスによって生じる。
3. 水痘は水痘・帯状疱疹ウイルスによって生じる。ヘルペスウイルス科のウイルス感染症である。EB ウィルス（エプスタイン・バール・ウイルス（Epstein-Barr virus））は伝染性単核球症の原因ウィルスである。
4. はしかは麻疹ウイルスによって生じる。
5. 流行性耳下腺炎（ムンプス、おたふくかぜ）はムンプスウイルスによって生じる。

【正解　4】

＜文　献＞

小野哲章ほか　編：臨床工学技士標準テキスト　第３版増補．金原出版．2019．P699〜P703
奈良　勲ほか　編：内科学（標準理学療法学・作業療法学）．医学書院．2013．P321

◆過去５年間に出題された関連問題

［３０回−午前−問題１５］　［３１回−午後−問題１１］　［３２回−午前−問題１７］

［３４回－午前－問題１７］　ネフローゼ症候群でみられるのはどれか。（臨床医学総論）

a. タンパク尿
b. 易出血性
c. 高血圧
d. 浮　腫
e. 高コレステロール血症

1. a、b、c　　　2. a、b、e　　　3. a、d、e　　　4. b、c、d　　　5. c、d、e

◆キーワード

糸球体腎炎　ネフローゼ症候群

◆解　説

　ネフローゼ症候群は、糸球体から血漿タンパク質が漏出し、大量の尿タンパクと低タンパク血漿を生じる糸球体腎炎である。ほとんどの場合、末期腎不全に至る。

　血漿タンパク質の低下に対応し、肝臓はさまざまな血漿タンパク質の合成を亢進する。凝固因子の合成が亢進すれば易血栓性を呈し、リポタンパク質の合成が亢進すれば高コレステロール血症などの脂質代謝異常症を来す。血漿タンパク質の漏出によって、低アルブミン血症から血漿膠質浸透圧の低下を来たし、浮腫や胸腹水を認めるようになる。

a. 糸球体からタンパク質が漏出しタンパク尿を呈する。
b. 凝固因子の合成が亢進し易血栓性を呈する。
c. ネフローゼ症候群では初期から高血圧を呈することは多くない。
d. 血漿膠質浸透圧の低下から間質液の貯留を来たし、浮腫を見る。
e. リポタンパク質の合成が亢進し高コレステロール血症を来す。

【正解　3】

<文　献>

篠原一彦ほか　編：臨床工学講座　臨床医学総論　第２版. 医歯薬出版. 2020. P159
小野哲章ほか　編：臨床工学技士標準テキスト　第３版増補. 金原出版. 2019. P639

◆過去５年間に出題された関連問題

　　［３０回－午前－問題１６］　　［３２回－午前－問題１８］　　［３３回－午後－問題７５］

前立腺癌について**誤っている**のはどれか。（臨床医学総論）

1. 高齢者に多い。
2. 検診で発見されることが多い。
3. 前立腺生検で確定診断する。
4. 腫瘍マーカでは CEA が上昇する。
5. ロボット支援手術が可能である。

◆キーワード

前立腺癌、ロボット支援手術

◆解　説

　前立腺癌は高齢者に多く、平均発症年齢は 70 歳前後である。前立腺癌は尿道から離れた辺縁領域に発生することが多く、尿道周囲の中心域に発生する前立腺肥大による排尿障害のような自覚症状は起こしにくい。進行すると骨転移を起こすことが多い。血清中の前立腺特異抗原（PSA）レベルの上昇は重要な腫瘍マーカであり、検診による早期発見に利用される。

　診断には直腸診や超音波（エコー）が用いられる。確定診断は前立腺生検による病理診断である。治療法としては前立腺全摘による手術療法や放射線療法のほか、前立腺癌がアンドロゲン依存性であることを利用した内分泌療法もある。前立腺全摘のための低侵襲な腹腔鏡手術において、遠隔操作により微細かつ正確に鉗子を動かすことのできるロボット支援手術が行われ、健康保険適応となっている。

4. CEA（癌胎児性抗原）は、胃、大腸、膵臓など消化器系の癌に多く見られる血清中の腫瘍マーカである。

【正解　4】

<文　献>

　篠原一彦ほか　編：臨床工学講座　臨床医学総論　第 2 版．医歯薬出版．2020．P188～P189
　小野哲章ほか　編：臨床工学技士標準テキスト　第 3 版増補．金原出版．2019．P643

◆過去 5 年間に出題された関連問題

　該当なし

[３４回－午前－問題１９] 抗生物質投与後に細菌の異常繁殖が原因で起こるのはどれか。（臨床医学総論）
1. 偽膜性腸炎
2. 過敏性腸炎
3. 潰瘍性大腸炎
4. 虚血性腸炎
5. クローン病

◆キーワード

偽膜性腸炎　クロストリジウム・ディフィシル菌

◆解　説

　炎症という現象は本来生体に対する侵襲への防御反応であるが、炎症が過剰にかつ持続的に起これば炎症性疾患となる。侵襲の種類としては細菌やウイルスのような病原体による感染のほか、物理的や化学的な侵襲があるが、原因不明とされている非感染性の炎症性疾患の多くはアレルギーや自己免疫が関与すると考えられている。偽膜性腸炎のみが細菌による感染性の炎症であり、他は非感染性の炎症性疾患である。

1. 抗生物質投与後に腹痛、悪心、下痢、粘液便、発熱などをもって発症する。主に大腸において抗生物質により腸内細菌叢のバランスが崩れてクロストリジウム・ディフィシル（Clostridium difficile）などの菌が異常繁殖し（菌交代現象）、その産生する毒素により起こる。粘膜表面に直径数 mm 程度の半球形の膜（偽膜）が形成されるのを特徴とする。
2. 器質的異常を伴わない機能性の腹痛や便通異常が慢性的に起こる。ストレスが関与するとされる。
3. 大腸、特に直腸を中心として連続性にびらんや潰瘍が起こる炎症性腸疾患である。広い年齢層に起こり、腹痛や下痢、血便を症状とする。自己免疫の関与が考えられている。大腸癌の合併頻度が高い。
4. 大腸下部の血流障害により粘膜に炎症が起こり、腹痛や下痢、血便が見られる。一過性のことが多い。
5. 小腸下部から大腸にかけて広く非連続性にびらんや潰瘍が起こる炎症性腸疾患である。若年層に多く、腹痛や下痢のほか、体重減少や発熱などの全身症状を繰り返すが、血便は潰瘍性大腸炎よりは少ない。原因は不明である。

【正解　1】

<文　献>

篠原一彦ほか　編：臨床工学講座　臨床医学総論　第２版．医歯薬出版．2020．P200〜P201
小野哲章ほか　編：臨床工学技士標準テキスト　第３版増補．金原出版．2019．P666〜P667

◆過去５年間に出題された関連問題

該当なし

◆キーワード

血液凝固因子　ビタミン

◆解　説

　血液凝固因子は I から XIII まで 12 個（VI は欠番）あり、ほとんどは肝臓で合成されて血漿中に存在する蛋白質である。血液凝固には血管内皮の傷害により開始する内因性機構と、血管壁や血管外の組織因子の流入により開始する外因性機構とがあり、いずれも最終的にはプロトロンビンが活性化したトロンビンがフィブリノーゲンをフィブリンに変換し、線維状に析出させる。

　血液凝固障害の原因は、先天的なものとして遺伝子異常により凝固因子の VIII または IX が欠乏する血友病がある。また後天的なものとしてビタミン K 欠乏によりプロトロンビン産生が低下する場合、肝疾患で凝固因子全体の産生が低下する場合、播種性血管内凝固症候群（DIC）で組織因子への暴露による血液凝固の亢進に続いて凝固因子の消費による欠乏が起こる場合、および凝固因子に対する自己抗体が産生される場合などがある。

1. ビタミン A は網膜視細胞のロドプシンの成分であり、不足すると視力障害を起こす。
2. ビタミン B₁ は糖質からのエネルギー産生に必要であり、不足すると神経機能障害を起こす。
3. ビタミン B₁₂ は DNA のメチル化に必要であり、不足すると巨赤芽球性貧血や神経機能障害を起こす。
4. ビタミン D は肝臓や腎臓で活性化ビタミン D となって腸管からのカルシウム（Ca）吸収を促進し、不足すると骨軟化症などを起こす。Ca は血液凝固に必要であるが、血中 Ca 濃度は骨代謝により通常は一定に保たれているため、ビタミン D 不足で血液凝固障害にまで至ることはない。
5. 新生児や乳児でビタミン K が不足するとプロトロンビンの産生低下により血液凝固が阻害され、頭蓋内出血や消化管出血（新生児メレナ）を起こすことがある。予防のためにビタミン K 製剤の経口投与が標準的に行われている。

【正解　5】

＜文　献＞

　篠原一彦ほか　編：臨床工学講座　臨床医学総論　第2版. 医歯薬出版. 2020. P147、P258

　小野哲章ほか　編：臨床工学技士標準テキスト　第3版増補. 金原出版. 2019. P45、P114～P117、P661～P662、P684～P685

◆過去5年間に出題された関連問題

　　［２９回－午後－問題２４］　　［３０回－午前－問題１９］　　［３１回－午後－問題２３］

　　1. 不整脈
　　2. 食道挿管
　　3. 回路脱離
　　4. 空気塞栓
　　5. 喘息発作

◆キーワード

麻酔　カプノメータ

◆解　説

　麻酔中には各種のモニタによりバイタルサインを監視するが、このうちカプノメータは吸気と呼気における二酸化炭素分圧を経時的に測定するもので、換気障害を最も早く検出できる。換気障害には空気塞栓や喘息発作など肺機能の低下によるものと、食道挿管や回路脱離（機器の故障、呼吸管の外れ、リーク）など人工呼吸器側の異常とがあるが、いずれもカプノメータで検出できる。

1. 心臓の不整脈や虚血性変化は心電図モニタで検出する。

【正解　1】

<文　献>

石原　謙　編：臨床工学講座　生体計測装置学　医歯薬出版．2010．P163〜P167

廣瀬　稔ほか　編：臨床工学講座　生体機能代行装置学　呼吸療法装置　第2版．医歯薬出版．2019．P186〜P202

小野哲章ほか　編：臨床工学技士標準テキスト　第3版増補．金原出版．2019．P348〜371、P707〜P709

◆過去５年間に出題された関連問題

　　［２９回－午前－問題３０］　　［３０回－午前－問題２０］　　［３２回－午後－問題６４］

　　［３３回－午前－問題２０］

　　1.　心電図
　　2.　肺活量
　　3.　体　温
　　4.　尿　量
　　5.　血　圧

◆キーワード

集中治療室（ICU）　モニタリング

◆解　説

　集中治療医学は、急性に発生した重要臓器の機能不全に対し、臓器機能を集中的に監視・評価したうえで病態に応じた治療を集学的に行い、臓器機能を回復させることを目的とする。特に重要な臓器機能としては中枢神経、心・循環器系、肺・呼吸器系、腎、肝、血液凝固系などがあり、それぞれの機能を定量化したスコア（SOFA スコアなど）は患者の重症度の評価に用いられる。

　集中治療を行うユニットである集中治療室（ICU）において一般的に監視（モニタリング）の対象となる生体情報として、心電図、血圧（観血的および非観血的）、心拍数、尿量、体温、経皮的動脈血酸素飽和度（SpO_2）などがある。

2.　呼吸機能のモニタリングのためには SpO_2 のほか、呼気ガス中 CO_2 や血液ガス分析などが用いられる。肺活量は患者の協力を得てスパイロメータにより診断目的で測定する。ICU におけるモニタリングの対象にはならない。

【正解　2】

＜文　献＞

篠原一彦ほか　編：臨床工学講座　臨床医学総論　第２版．医歯薬出版．2020．P268～P272
小野哲章ほか　編：臨床工学技士標準テキスト　第３版増補．金原出版．2019．P712～P716

◆過去５年間に出題された関連問題

　　［３１回－午前－問題２３］　　［３３回－午後－問題２１］

　a. 手　指 —————— 次亜塩素酸ナトリウム水溶液
　b. 粘　膜 —————— ベンザルコニウム塩化物液
　c. 鋼製小物 —————— 高圧蒸気滅菌
　d. 手術室の壁 —————— ホルムアルデヒド
　e. 腹腔鏡 —————— 乾熱滅菌

　1. a、b　　　2. a、e　　　3. b、c　　　4. c、d　　　5. d、e

◆キーワード

滅菌　消毒

◆解　説

　手術においては無菌手術が原則である。無菌とは微生物が存在しない状態をいう。滅菌とは無菌状態を達成するためにすべての微生物や芽胞を死滅させることであり、手術器具や材料が対象となる。これに対して消毒とは病原性を有する微生物の数をできる限り減少させることであり、患者の術野の皮膚・粘膜、術者の手指、手術室環境などが対象となる。

　滅菌、消毒の手段として、加熱（熱湯、高圧蒸気、乾熱など）、化学薬品（抗菌スペクトルの広い順に高水準、中水準、低水準の消毒薬）、ガス（酸化エチレンガスなど）、放射線照射（γ線、電子線など）がある。

a. 手指の消毒にはクロルヘキシジン、ポンピドンヨード、アルコールなど中〜低水準消毒薬を使用する。次亜塩素酸ナトリウム水溶液は汚染された物体表面の消毒のほか、残留性が低いために食物や薬品の容器、リネンなどの消毒に用いられるが、強アルカリ性なので皮膚の消毒には用いられない。
b. 粘膜の消毒には刺激性の少ない低水準消毒薬であるベンザルコニウム塩化物液が適している。
c. 手術器具など耐熱性のある鋼製小物の滅菌には高圧蒸気滅菌が適している。
d. 手術室の壁は一般的に消毒の必要はないとされているが、血液等による汚染のあった場合は次亜塩素酸ナトリウムなどで消毒する。ホルムアルデヒドは酸化エチレンと同様に非耐熱性機器のガス滅菌に用いられるが、毒性があるため、手術室の壁など空気中への拡散が心配される部位には用いられない。
e. 腹腔鏡など非耐熱性機器の滅菌には乾熱滅菌は適さず、酸化エチレンによるガス滅菌、またはグルタールアルデヒドなど高水準消毒薬が用いられる。

【正解　3】

＜文　献＞

篠原一彦ほか　編：臨床工学講座　臨床医学総論　第２版. 医歯薬出版. 2020. P25〜P26
篠原一彦ほか　編：臨床工学講座　医用機器安全管理学　第２版. 医歯薬出版. 2015. P175〜P187
小野哲章ほか　編：臨床工学技士標準テキスト　第３版増補. 金原出版. 2019. P722〜P725

◆過去５年間に出題された関連問題

　　［２９回－午前－問題２３］　　［２９回－午後－問題２３］　　［３１回－午後－問題２２］
　　［３２回－午前－問題２４］

［３４回－午前－問題２４］　心電図について**誤っている**のはどれか。（臨床医学総論）

1. P波は心房筋の興奮を表す。
2. PQ時間の延長は洞結節の障害を表す。
3. QRS波は心室筋の興奮を表す。
4. ST部分の下降は心筋虚血の指標である。
5. T波は心室筋が興奮から回復する時期に現れる。

◆キーワード

心電図　心筋　刺激伝導系

◆解　説

　心内膜下にある特殊心筋線維（刺激伝導系）のうち洞結節（洞房結節）が最初に心房筋に興奮を起こし、次に心房の興奮を受けた房室結節からヒス束→右脚・左脚→プルキンエ線維を経て心室に興奮が伝わり、心室筋が心房筋に遅れて興奮する。

　心筋の興奮部位と非興奮部位との間で流れる電流を身体表面に装着した導出電極を用いて記録したものが心電図であり、心房筋と心室筋それぞれにおいて興奮が開始するときと興奮から回復するときに、上向きまたは下向きの波が得られる。

1. P波は洞結節により心房筋が興奮を開始し、心房内を興奮が伝わるときにできる波である。
2. PQ時間の延長は心房筋の興奮が心室筋の興奮につながるまでの時間の延長であり、房室結節以下の刺激伝導系の障害を表す。洞結節の障害の場合は頻脈や徐脈などの不整脈が起こる。
3. QRS波はプルキンエ線維により心室筋が興奮を開始し、心室内を興奮が伝わるときにできる波である。
4. ST部分はS波からT波の開始までの部分であり、心室筋全体が興奮している期間に相当する。ST部分の下降は心筋虚血（狭心症）や心肥大において見られることが多い。急性心筋梗塞では逆にST部分の上昇が見られる。
5. T波は心室筋の興奮がおさまって静止膜電位が回復し、心室内を回復が伝わるときにできる波である。

【正解　2】

＜文　献＞

石原　謙　編：臨床工学講座　生体計測装置学　医歯薬出版. 2010. P39〜P53
小野哲章ほか　編：臨床工学技士標準テキスト　第３版増補. 金原出版. 2019. P54、P477〜P480

◆過去５年間に出題された関連問題

　　［２９回－午前－問題８］　　［３２回－午前－問題７］

［３４回－午前－問題２５］　IgE 抗体が関与するアレルギー反応はどれか。（臨床医学総論）

1. アナフィラキシーショック
2. 血液型不適合輸血に伴う拒絶反応
3. 過敏性肺臓炎
4. 臓器移植に伴う拒絶反応
5. ツベルクリン反応

◆キーワード

免疫反応　アレルギー　IgE 抗体

◆解　説

　免疫反応が過剰あるいは不適切に働くことにより生体に有害な症状が現れることをアレルギー反応（過敏症）という。

　免疫反応の様式からアレルギーを４種類ないし５種類に分類する。Ⅰ型は最も一般的なアレルギーで、抗原（アレルゲン）に対して B リンパ球が産生した IgE 抗体が肥満細胞の表面の IgE 受容体に結合する。この抗体に抗原が結合することにより、血管の拡張や透過性亢進、気管支収縮などを起こす。抗原感作後数分から数十分以内に発症するので即時型アレルギーともいう。気管支喘息、アナフィラキシーショック、食物アレルギー、アレルギー性鼻炎、じんま疹、アトピー性皮膚炎、薬疹などが IgE 抗体の関与する Ⅰ 型アレルギーに分類される。

1. アナフィラキシーショックはハチ毒、食物、薬剤などをアレルゲンとして起こる Ⅰ 型アレルギーであり、皮膚症状（じんま疹）、呼吸器症状（気道狭窄）、循環器症状（血圧低下）などが短時間で発症し、死に至ることもある。
2. 血液型不適合輸血に伴う拒絶反応は Ⅱ 型アレルギーに分類され、細胞表面に抗体が結合することにより、補体活性化による細胞膜の破壊や、NK 細胞、マクロファージがこの細胞を攻撃する。細胞障害型アレルギーともいう。
3. 過敏性肺臓炎は空気中のカビなどの抗原を繰り返し吸い込むことで主に肺胞間質に起こる炎症であり、Ⅲ 型アレルギーまたは Ⅳ 型アレルギーに分類される。
4. 臓器移植に伴う拒絶反応は Ⅳ 型アレルギーに分類され、抗原提示細胞を通じて抗原に感作されたヘルパーT リンパ球がサイトカインを出し、マクロファージなどを刺激して炎症を起こす。抗体の関与しない細胞性免疫によるアレルギーであり、抗原感作後数時間から数日を経て発症するので遅延型アレルギーともいう。
5. ツベルクリン反応は、結核菌培養濾液から精製した抗原を皮内投与すると接種部位に発赤ができる現象を利用した結核菌感染の診断法である。Ⅳ 型アレルギーに分類される。

【正解　1】

<文　献>
篠原一彦ほか　編：臨床工学講座　臨床医学総論　第２版．医歯薬出版．2020．P275～P277
小野哲章ほか　編：臨床工学技士標準テキスト　第３版増補．金原出版．2019．P127～P129

◆過去５年間に出題された関連問題
　　［２９回－午後－問題２１］　　［３２回－午前－問題２５］　　［３３回－午前－問題２５］

[３４回－午前－問題２６] トランスデューサが備えるべき特性で**ない**のはどれか。（生体計測装置学）

1. 測定対象に対する選択性が良いこと。
2. 測定すべき範囲内で直線性が保たれていること。
3. 測定対象のもつ信号の応答速度に対応できること。
4. 生体に結合したとき低侵襲であること。
5. 信号対雑音比を小さくできること。

◆キーワード

トランスデューサ　応答性　信号対雑音比

◆解　説

　生体信号には心電図などのような電気的な信号もあれば、血圧のような力学的な信号もある。これらの生体信号は多くの場合、トランスデューサと呼ばれる変換器を介して電気信号に変換された後、増幅などの信号処理がされてから表示・記録される。

1. 選択性とはさまざまな信号（物質）の中から、測定対象の信号（物質）を選ぶ能力である。例えばpH計測では水素イオン濃度にのみ応答し、他のナトリウムイオンなどには影響されないような高い選択性が望まれる。
2. 直線性とは、生体信号とそれを測定する電気信号が直線的に比例することである。例えばpH計測では、水素イオン濃度（正確にはその対数）と検出する電圧は比例する。この直線性が高い程誤差が生じにくい。
3. 心電図や血圧測定では、急な電圧や血圧の変化を測定できるように、生体信号の応答速度に対応できる必要がある。このようなトランスデューサがどれくらいの速さにまで対応できるかは周波数特性と呼ばれ、生体信号のもつ周波数帯域に適している必要がある。
4. 生体計測において患者に苦痛を与えない、測定すること自体が対象の生理状態をみださないよう、侵襲性が低いことが望まれる。
5. 微弱な生体信号（Signal, S）は、周囲の環境などによる雑音（Noise, N）に埋もれていると正しく測定することができない。よってS/N比、すなわち雑音に対する信号の比は大きいほうがよい。

【正解　5】

＜文　献＞

石原　謙ほか　編：臨床工学講座　生体計測装置学. 医歯薬出版. 2010. P27、P28、P30

◆過去５年間に出題された関連問題

　［３３回－午後－問題２６］

［３４回－午前－問題２７］　心電図を標準の速さで記録したとき、PQ 間隔が 5mm の時の PQ 時間［s］はどれか。（生体計測装置学）

1. 0.10
2. 0.15
3. 0.20
4. 0.35
5. 0.40

◆キーワード

心電計　紙送り速度

◆解　説

　心電計などの生体計測装置の性能は JIS 等で定められている。

　心電計の場合、紙送り速度は 25 mm/s、標準感度は 1 mV/10 mm と定められている。また、低域遮断周波数は 0.05 Hz、高域遮断周波数は 100 Hz、時定数は 3.2 s である。

　標準的な速さで記録したということは、25 mm が 1 s にあたる。よって、PQ 間隔が 5 mm ということは PQ 時間は 0.20 s となる。

【正解　3】

<文　献>
小野哲章ほか　編：臨床工学技士標準テキスト　第 3 版増補．金原出版．2019．P478

◆過去５年間に出題された関連問題
　［３２回－午後－問題２６］

◆キーワード

筋電計　電極

◆解　説

　筋電計は、筋肉が活動する際の活動電位を記録する装置である。針電極もしくは表面電極（皿電極）を用いて電位変化を記録する。誘発筋電図では刺激電極で末梢神経を刺激し、誘発された電位を記録する。神経伝導速度を計測する際は、近位と遠位の2か所の誘発筋電図の到達時間の差から伝導速度を計測する。

1. 体性感覚誘発反応電位（SEP）を記録する場合に加算平均処理をすることで、ノイズに埋もれた誘発波形を取り出す。
2. 神経単位の筋電図を記録するのに用いられる。
3. 誘発筋電図の測定では、電気刺激を与えるため、電気刺激装置が用いられる。なお、電気刺激装置からの電気刺激は、必ずアイソレータを介して与え、筋電図電極などに流れないようにする。
4. 誘発筋電図の測定では電気刺激が用いられる。音刺激装置は用いられない。
5. 筋電図計測では筋電計を音に変換して聴取するためのスピーカが付属されている。

【正解　4】

＜文　献＞

　石原　謙ほか　編：臨床工学講座　生体計測装置学. 医歯薬出版. 2010. P87～P89、P97～P102

◆過去5年間に出題された関連問題

　［31回－午後－問題27］

　　1.　熱希釈法
　　2.　色素希釈法
　　3.　脈波伝搬速度法
　　4.　超音波断層法
　　5.　血圧波形解析法

◆キーワード

心拍出量計測

◆解　説
　　心拍出量計測方法には、フィック法、色素希釈法、熱希釈法、超音波断層法、血圧波形解析法などがある。

1.　冷却した5%ブドウ糖液または生理食塩液をスワンガンツカテーテルで右心房に注入し、肺動脈にあるサーミスタでの温度変化から心拍出量を計測する。

2.　中心静脈等に色素を急速注入し、非侵襲的方法では耳朶において、侵襲的方法では動脈穿刺を行って採血した動脈血の色素濃度の時間変化から心拍出量を測定する。色素再循環の問題がある。

3.　脈波伝搬速度法は、心臓の拍動に起因する脈波が末梢に伝わる速さを測定する方法である。血管が硬い、あるいは動脈壁が厚くなると速くなるため、動脈硬化の指標として用いられる。

4.　超音波断層法は経食道心エコーで大動脈弁、肺動脈弁などの血流量と断面積を測定し、心拍出量を算出する方法である。

5.　血圧波形解析法は、観血的血圧測定による動脈圧の波形から心拍出量を算出する方法である。収縮期面積に種々の補正をかけて心拍出量を推算する。

【正解　3】

＜文　献＞
　　石原　謙ほか　編：臨床工学講座　生体計測装置学. 医歯薬出版. 2010. P131〜P142

◆過去5年間に出題された関連問題
　　［２９回－午後－問題２８］　　［３０回－午後－問題２９］　　［３１回－午前－問題３０］

[３４回－午前－問題３０] 経皮的血液ガス分圧測定装置について正しいのはどれか。（生体計測装置学）

1. 経皮的に測定した $PtcCO_2$ は動脈血の $PaCO_2$ よりも低くなる。
2. 経皮的に測定した $PtcO_2$ は動脈血の PaO_2 よりも高くなる。
3. 計測皮膚面を 42～44℃に加温する。
4. 計測には脈波信号が必要である。
5. 新生児には使用できない。

◆キーワード

経皮的血液ガス分析

◆解 説

　血液ガス分析は、通常、動脈血を採血して行われる。経皮的血液ガス分析装置は、皮膚に貼ったセンサで血液ガス分析を行う。皮膚を 42～44℃に加温し、血管から皮膚を透過するガスの濃度を測定する。通常の血液ガス分析と同様に酸素分圧にはクラーク電極を、二酸化炭素分圧にはセバリングハウス電極を応用したものを用いる。動脈血液中の酸素分圧、二酸化炭素分圧がそれぞれ PaO_2、$PaCO_2$ と表記されるのに対し、経皮的に測定された酸素分圧、二酸化炭素分圧は $PtcO_2$、$PtcCO_2$ と表記される。

1. 血管から皮膚までの細胞での代謝により二酸化炭素が産生するため、$PtcCO_2$ は $PaCO_2$ よりも高くなる。
2. 加温が不十分な場合や、皮膚の角質が厚く、酸素が拡散しにくい場合などで、$PtcO_2$ は PaO_2 よりも低くなる。
3. 経皮的ガス分析においては、皮膚を 42～44℃に加温し皮膚表面の毛細血管血流を増加させることで、動脈血液中の血液ガス濃度を測定する。
4. 経皮的血液ガス分析では、加温により皮膚表面の毛細血管を拡張、血流量を増加させ、皮膚を透過する酸素あるいは二酸化炭素濃度をそれぞれクラーク電極あるいはセバリングハウス電極の原理で測定している。脈波は必要ない。
5. 低侵襲であることから特に新生児領域で普及してきた。また、新生児は角質が少ないことから精度も高い。

【正解　3】

＜文　献＞

　石原　謙ほか　編：臨床工学講座　生体計測装置学. 医歯薬出版. 2010. P172、P173

◆過去５年間に出題された関連問題

　［３３回－午後－問題６４］

［３４回−午前−問題３１］　超音波画像計測について正しいのはどれか。（生体計測装置学）

a. 脂肪より肝臓の方が音響インピーダンスが大きい。

b. 高い周波数を用いることで深部臓器の観察が可能になる。

c. Ａモードでは断層像が得られる。

d. 連続波ドプラ計測では血流の速度分布が得られる。

e. 造影剤としてマイクロバブルが用いられている。

　　1. a、b　　　2. a、e　　　3. b、c　　　4. c、d　　　5. d、e

◆キーワード

超音波画像計測

◆解　説

　超音波画像診断では超音波を体に当て、反射してくる音の強度から体内の臓器を画像化する。およそ２MHz～20 MHzの音波が用いられる。

　超音波の特性として、周波数が高いほど距離分解能が高いが、体内で減衰しやすいため到達深度が浅く、体表近くしか観察できない。一方、周波数が低いほど、距離分解能は低いが、深部まで観察しやすい。

　超音波の反射は音響インピーダンスの異なる部分で起こる。音響インピーダンスは音速と密度の積で表され、臓器ごとの大小関係は骨＞臓器（筋肉・肝臓）＞脂肪＞空気の順となる。

a. 脂肪より肝臓のほうが密度が大きく、音速と密度の積で表される音響インピーダンスも大きい。

b. 周波数が高いほど体内で減衰しやすく、深部の観察には不向きである。

c. 断層像が得られるのはＢモードである。

d. 連続波ドプラ法は、連続波を照射するため時間情報が含まれず、いつ反射したかという距離がわからないため、速度の分布（空間情報）は得られない。

e. マイクロバブルが強く超音波を反射することを利用して造影剤として用いられる。特に肝臓や乳房の腫瘍の診断に用いられる。

【正解　2】

＜文　献＞

石原　謙ほか　編：臨床工学講座　生体計測装置学. 医歯薬出版. 2010. P195～P203

◆過去５年間に出題された関連問題

　［３１回−午前−問題３２］　　［３２回−午後−問題３０］

ラジオアイソトープを用いた医用画像装置について正しいのはどれか。（生体計測装置学）

a. X線CTに比べ空間分解能が高い。
b. 放射性核種から放出されるベータ線を検出し画像化している。
c. FDG-PETの撮影では糖代謝情報が得られる。
d. SPECTは脳血流分布を観察できる。
e. PETの撮影には施設内にサイクロトロンの設置が必要である。

　　1. a, b, c　　2. a, b, e　　3. a, d, e　　4. b, c, d　　5. c, d, e

◆キーワード

ラジオアイソトープ画像診断

◆解　説

　ラジオアイソトープとは放射線を発生する原子である。ラジオアイソトープを用いた医用画像装置では、一般に被検者の体内に放射線を発生する薬物を投与したのち、体内から発生するガンマ線を検出し、画像化する。X線CTやMRIと比べると解像度は低いが、放射線核種の臓器による集積の違いを利用し、腫瘍化や血流などの臓器の機能を画像化できる点が特徴である。代表的な画像化法にSPECT（単光子断層法）とPET（陽電子断層法）がある。

　SPECTではガンマ線を放出するラジオアイソトープを体内に注入する。その後、速度や集積度の違いから血流や機能を調べる。ガンマ線を画像化するガンマカメラを回転させて撮影する。脳血流や心筋血流などを画像化できる。

　PETでは、陽電子（ポジトロン）を放出するラジオアイソトープを画像化する。ただし、陽電子そのものではなく、陽電子が電子と対消滅する際に発生するガンマ線を検出している。PETに用いられる薬剤の^{18}F-FDGは糖代謝の盛んな臓器に集積しやすいため、糖代謝の盛んな悪性腫瘍の検査に用いられる。一方、ポジトロン放出核種は総じて半減期が短いため、院内にサイクロトロンを設置して自家合成する必要がある。

a. SPECT、PETともに空間分解能はX線CTより低い。
b. SPECT、PETともにガンマ線を検出している。PETではベータ線を放出する核種を用いるが、検出しているのは陽電子が電子と対消滅して発生するガンマ線である。
c. FDGは^{18}Fで標識したフルオロデオキシグルコースであり、グルコースの類似体で糖の代謝情報が得られる。
d. SPECTは脳血流や心筋血流を可視化できる。
e. ポジトロン放出核種は総じて半減期が短いため、院内にサイクロトロンを設置して自家合成する必要がある。

【正解　5】

<文　献>

石原　謙ほか　編：臨床工学講座　生体計測装置学. 医歯薬出版. 2010. P246〜P256
ME技術講習会テキスト編集委員会　編：MEの基礎知識と安全管理　改訂第5版. 2008. P216〜P219

◆過去5年間に出題された関連問題
　［２９回－午後－問題３２］　　［３１回－午前－問題３３］　　［３２回－午後－問題３１］
　［３３回－午後－問題３１］

[３４回－午前－問題３３] 電流が直接作用する治療はどれか。(医用治療機器学)

1. ECMO
2. ESWL
3. IABP
4. ICD
5. PTCA

◆キーワード

治療　物理エネルギー　ICD（植込み型除細動器）

◆解　説

　治療機器は何らかの物理エネルギーを生体に印加することによってその治療効果を発現させる。**治療に用いられる物理エネルギーを分類すると「電磁波」、「熱」、「音波」、「放射線」、「機械力」に分けられる。**「電磁波」のエネルギー形態には"低周波"、"高周波"等があり、これらは生体に電流を流してエネルギーを印加することで治療を行う。

1. ECMO（Extracorporeal Membrane Oxygenation；体外式膜型人工肺）は、呼吸補助を目的とし経皮的に挿入されたカニューレから脱血した血液を酸素加して体内に戻す。遠心ポンプで血液を循環させるため「機械力」による生命維持技術といえる。
2. ESWL（extracorporeal shock wave lithotripsy；体外衝撃波結石破石術）は、体外で衝撃波を発生させ体内の結石を砕石する。衝撃波による治療といえる。
3. IABP（Intra Aortic Balloon Pumping；大動脈内バルーンパンピング）は、下行大動脈に挿入されたバルーンの収縮（バルーン内の圧力変化）によって心機能の補助を行う。「機械力」による生命維持技術といえる。
4. **ICD（Implantable Cardioverter Defibrillator；植込み型除細動器）は、心室細動等の頻脈に対し通電を行う治療器**である。印加する物理エネルギーは電磁波（エネルギー形態は低周波）に分類される。
5. PTCA（percutaneous transluminal coronary angioplasty；経皮的冠動脈形成術）は、カテーテルを経皮的に冠動脈部位まで挿入し、その狭窄部位をバルーン等で拡張する手技である。発展が著しい分野であるから今後はさまざまな物理エネルギーが用いられると考えられるが、現時点では「機械力」による治療といえる。

【正解　4】

<文　献>

篠原一彦　編：臨床工学講座　医用治療機器学　第２版. 医歯薬出版. 2018. P4、P50～P53

◆過去５年間に出題された関連問題

　　[２９回－午前－問題３３]　　[３０回－午前－問題３３]　　[３１回－午前－問題３４]
　　[３２回－午前－問題３４]　　[３３回－午前－問題３４]　　[３３回－午後－問題３４]

[３４回－午前－問題３４] 電気メスについて正しいのはどれか。(医用治療機器学)
  a. バイポーラ電極は対極板が必要である。
  b. 凝固にはバースト波を用いる。
  c. 身体の部分同士の接触が分流熱傷の原因となる。
  d. ペースメーカ障害の原因となる。
  e. 出力電力の増加に伴い対極板の必要面積は減少する。

  1. a、b、c   2. a、b、e   3. a、d、e   4. b、c、d   5. c、d、e

◆キーワード

モノポーラ電極　バイポーラ電極　高周波分流

◆解 説
　電気メスは、メス先がモノポーラ電極の場合、本体 (高周波電流発生装置)、アクティブ電極、対極板から構成される治療機器である。出力波形をコントロールすることによって切開、凝固などの作用を生じさせる。高周波電流を用いることから熱傷や他のME機器に対する電磁障害などを起こす可能性がある。

a. バイポーラ電極はピンセットの先端のように近接して位置する２本の電極からなる先端の２本の電極間でのみ電流を流すため対極板は不要である。また、作用電極が１本のモノポーラ電極の場合は、メス先からの電流は対極板で回収する。
b. 凝固にはバースト波 (断続波) を用いる。断続的な通電により生体組織の温度上昇を抑えることによって作用部位の温度は 70℃～80℃となる。このため、連続波を用いる場合と異なり蒸気爆発による細胞破壊は起こらず、組織は乾燥し血液は凝固する。
c. 電流は通常本体からメス先を経て対極板へと流れるが、この経路以外に高周波電流が流れることがある。これを高周波分流という。身体の一部の狭い面積で接する部位に高周波電流が流れると、対極板に流れるときのような電流密度の低下が起こらない。このため、身体の部分同士の接触によって、高い電流密度により生じたジュール熱により熱傷が生じる。
d. 高周波電流を用いることから電磁波が生じやすい。このため、ペースメーカやモニタ類などは影響を受ける。
e. 対極板は電流密度を低下させることが目的である。電流が大きくなれば対極板面積も増やさなければならない。

【正解　4】

<文 献>
篠原一彦　編：臨床工学講座　医用治療機器学　第２版. 医歯薬出版. 2018. P9～P11、P15～P22

◆過去５年間に出題された関連問題
　[２９回－午後－問題３３]　　[３０回－午後－問題３５]　　[３１回－午前－問題３５]
　[３２回－午前－問題３５]　　[３３回－午前－問題３２]

[３４回－午前－問題３５] ESWL について正しいのはどれか。（医用治療機器学）

1. 膀胱結石治療の第一選択である。
2. 伝搬経路に存在する動脈瘤にも安全である。
3. Ｘ線照準方式は腸管ガスの影響を受ける。
4. 水中放電方式では球の中心に衝撃波が集束する。
5. 電磁板方式では音響レンズが使用される。

◆キーワード

ESWL（体外衝撃波結石破石術）　音響インピーダンス

◆解　説

　　ESWL（extracorporeal shock wave lithotripsy；体外衝撃波結石破石術）は、体外で衝撃波を発生させ体内の結石を砕石する治療法である。**結石と生体軟組織との音響インピーダンスの違いを利用して結石だけを破壊する。**

1. 膀胱結石治療には TUL（Transurethral Ureterolithotripsy；経尿道的尿路結石破石術）が第一選択とされている。
2. **動脈瘤や妊婦は ESWL の禁忌である。**
3. Ｘ線吸収係数が異なるため、腸管ガスの存在は結石に対する照準に影響を与えない。
4. 水中放電方式では、回転楕円体の第１焦点で衝撃波を発生させ第２焦点に集束させる。圧電方式（収束方法としては球面収束方式）では、球面体の内側に配列させた圧電素子が衝撃波を起こし球の中心へ収束させる。
5. 電磁誘導により金属製の平面振動板を振動させ生じた衝撃波を音響レンズで収束する。

【正解　5】

<文　献>

　篠原一彦　編：臨床工学講座　医用治療機器学　第２版. 医歯薬出版. 2018. P97～P103
　小野哲章ほか　編：臨床工学技士標準テキスト　第３版増補. 金原出版. 2019. P437～P438

◆過去５年間に出題された関連問題

　　［29回－午後－問題35］　　［30回－午前－問題34］　　［31回－午前－問題36］
　　［32回－午前－問題36］　　［33回－午前－問題38］

［３４回−午前−問題３６］　輸液ポンプについて正しいのはどれか。（医用治療機器学）
　　1.　微量薬液を高い定常性で送れるのはペリスタルティック方式である。
　　2.　流量制御型の方が滴数制御型よりも流量の精度が高い。
　　3.　シリンジ型で起きるサイフォニング現象では、薬液がシリンジへ逆流する。
　　4.　ペリスタルティック方式の場合、輸液セットのクレンメを機器本体よりも上につける。
　　5.　JISでは輸液ポンプの精度は設定値に対して誤差が±15%以内と規定されている。

◆キーワード

輸液ポンプ　ペリスタルティック方式　ピストンシリンダ方式　サイフォニング

◆解説

　輸液ポンプの規格は JIS T 0601-2-24：2018 輸液ポンプ及び輸液コントローラの基礎安全及び基本性能に関する個別要求事項において規定されている。以前の規格である 2005 年版は 2021 年 2 月 28 日までの適応となった。改訂された規格では、経腸栄養用ポンプ、輸液ポンプ、携帯形輸液ポンプ、注射筒又はコンテナポンプ、ボルメトリック形輸液コントローラ、ボルメトリック形輸液ポンプへ適用される。名称は変わったが、基本的にはこれまでの輸液ポンプの知識で解くことができる。

1.　ペリスタルティック方式にはローラ型とフィンガ型があるが、どちらもピストンシリンダ方式の精度には及ばない。
2.　輸液セットの劣化等がない限りは、**流量制御型の方が滴数制御型よりも流量の精度が高い**。
3.　ポンプが設置された位置が患者より高く、シリンジの押し子がスライダのフックから外れている場合、落差によって薬液が患者側へ急速注入される。これを**サイフォニング現象**という。
4.　誤ってクレンメが閉じられたまま作動させても、クレンメが本体よりも下流側にあれば、閉塞検出機能で検知可能であるため、クレンメを本体よりも下につける。
5.　輸液ポンプの誤差は±10%以内と規定される。また、現行 JIS では精度に関しては製造業者が示すことになっている。

【正解　2】

<文　献>

篠原一彦　編：臨床工学講座　医用治療機器学　第 2 版. 医歯薬出版. 2018. P119〜P133
小野哲章ほか　編：臨床工学技士標準テキスト　第 3 版増補. 金原出版. 2019. P441〜P445
JIS T 0601-2-24：2018　輸液ポンプ及び輸液コントローラの基礎安全及び基本性能に安全に関する個別要求事項

◆過去５年間に出題された関連問題
　　［２９回−午後−問題３６］　　［３１回−午後−問題３４］　　［３２回−午後−問題３４］
　　［３３回−午前−問題３７］

[３４回－午前－問題３７]　超音波凝固切開装置について正しいのはどれか。（医用治療機器学）

a. 5～10mm の振幅で先端が振動する。

b. 55kHz 前後の振動を用いる。

c. 凝固温度はレーザメスよりも低温である。

d. 対極板が必要である。

e. 内視鏡外科手術での使用は禁忌である。

1. a、b 　　 2. a、e 　　 3. b、c 　　 4. c、d 　　 5. d、e

◆キーワード

超音波　超音波凝固切開装置

◆解　説

　超音波凝固切開装置は、超音波による振動によって生じる摩擦力を用いて血管の切離や凝固を行う治療機器である。通常の開腹手術や内視鏡外科手術（鏡視下手術）に用いる。

a. 先端の振動幅（ストローク幅）は、50～100μm である。超音波吸引手術装置は振動子の発振周波数が 23kHz で 350μm、36kHz で 210μm 程度となる。

b. 先端のアクティブブレードは 45～55kHz で振動する。

c. 摩擦力を用いて加熱（約100℃前後）するため、レーザーメスよりも低温である。

d. 摩擦熱で切離・凝固を行う超音波凝固切開装置には対極板は必要ない。

e. 通常の開腹手術はもちろん内視鏡外科手術（鏡視下手術）にも用いることができる。

【正解　3】

＜文　献＞

篠原一彦　編：臨床工学講座　医用治療機器学　第2版. 医歯薬出版. 2018. P182～P186

◆過去５年間に出題された関連問題

［３０回－午前－問題３６］　　［３１回－午前－問題３９］

[３４回－午前－問題３８] ハイパーサーミアについて正しいのはどれか。(医用治療機器学)

a. 腫瘍組織の血流量は温度に比例して増加する。
b. マイクロ波加温は深部加温に適する。
c. 超音波加温はガスの多い臓器に適する。
d. 誘電型加温は脂肪層の発熱が大きい。
e. 誘電型装置の電極パッドには冷却水を灌流する。

1. a、b   2. a、e   3. b、c   4. c、d   5. d、e

◆キーワード

ハイパーサーミア（癌温熱療法）　温度感受性　マイクロ波

◆解　説

　癌治療装置の一種であるハイパーサーミア（癌温熱療法）は、腫瘍の局所を42～43℃以上に加温して腫瘍を壊死させる治療である。電磁波による加温と超音波によるものがある。さらに電磁波加温は用いる周波数によって RF 加温とマイクロ波加温がある。

a. 腫瘍組織の血管は温度に対する感受性が低い。そのため、加温により温度が上昇しても血流は上昇しない。
b. マイクロ波はラジオ波に比し周波数が高い。そのため、浅部組織の加温に適する。
c. 超音波加温は、空気や骨軟部海面で反射や屈折を起こすためガスの多い臓器への適応は難しい。
d. 脂肪は筋肉よりも電気抵抗が高いため加温されやすい。
e. 導波管アプリケータ（電極）を用いる場合には、開口部に発熱が起こりやすいので電極パッド（ボーラス）に冷却水を灌流させる。

【正解　5】

<文　献>
篠原一彦　編：臨床工学講座　医用治療機器学　第2版. 医歯薬出版. 2018. P209～P218
日本生体医工学会 ME 技術教育委員会　編：ME の基礎知識と安全管理　改訂第7版. 南江堂. 2020. P358～
　　P359

◆過去５年間に出題された関連問題
　［30回－午前－問題37］　　［32回－午後－問題36］　　［33回－午後－問題36］

臨床工学技士の業務に含まれ**ない**のはどれか。（医用機器安全管理学）

1. 動脈留置カテーテルからの採血
2. 人工呼吸器の運転条件の設定
3. 人工呼吸中の気管吸引による喀痰除去
4. 血液浄化装置の先端部の内シャントへの穿刺
5. ペースメーカ植込み時のジェネレータと電極リードの接続

◆キーワード

臨床工学技士法　臨床工学技士業務指針2010

◆解　説

　臨床工学技士が行う操作には医師の指示が必要である。これは臨床工学技士法 第38条で定められているが、具体的な業務が説明されているのは「臨床工学技士基本業務指針 2010」である。

　臨床工学技士の主な業務は、呼吸治療、人工心肺、血液浄化、手術領域、集中治療、心・血管カテーテル治療、高気圧酸素治療、その他の治療業務（除細動器、ペースメーカ、植込み型除細動器）、医療機器管理である。

1. 医師の具体的な指示を受け、実施することができる。ただし、留置されたカテーテルからの採血であることに留意する。
2. 医師の具体的な指示を受け、実施することができる。
3. 人工呼吸器装着時における喀痰吸引は、書面等による医師の指示がなくとも必要に応じて適時実施可能である。
4. 医師の具体的な指示を受け、実施することができる。
5. 医療行為であり、医師のみが実施できる。

【正解　5】

<文　献>

篠原一彦ほか　編：臨床工学講座　医用機器安全管理学　第2版. 医歯薬出版. 2020. P189～P193
生駒俊和ほか　編：臨床工学講座　関係法規. 医歯薬出版. 2021. P14～P17
「臨床工学技士業務指針2010」　https://www.ja-ces.or.jp/01jacet/shiryou/pdf/kihongyoumushishin2010n.pdf

◆過去5年間に出題された関連問題

　［２９回－午前－問題３９］　　［３０回－午前－問題２］　　［３１回－午前－問題４０］
　［３２回－午後－問題４４］

JIS T 1022 における無停電非常電源のコンセント外郭の色はどれか。(医用機器安全管理学)

    1. 白
    2. 赤
    3. 緑
    4. 茶
    5. 灰

◆キーワード

JIS T 1022　病院電気設備の安全基準　無停電非常電源

◆解 説

　医用コンセントの電源種別は JIS T 1022：病院電気設備の安全基準で決められており、以下に抜粋を示す。

(5)　　医用室のコンセントは、次の方法によって、電源の種別を明示する。

  (5.1)　**商用電源**だけから供給されるコンセントは、外郭表面の色を白とする。

  (5.2)　**一般非常電源**から供給されるコンセントは、外郭表面の色を赤とする。

  (5.3)　**特別非常電源**から供給されるコンセントは、外郭表面の色を赤とし、見やすい箇所に**特別非常電源**である旨を表示する。

  (5.4)　**無停電非常電源**から供給されるコンセントは、外郭表面の色を緑とする。

  (5.5)　非接地配線方式のコンセントの色は、(5.1)～(5.4)に規定するコンセントの外郭表面の色とし、特別非常電源の場合には、その旨を表示する。

  (5.6)　非接地配線方式によるコンセントは、非接地配線方式以外の配線方式によるコンセントと識別できるようにする。

1. 商用電源だけから供給されるコンセント。
2. 一般非常電源・特別非常電源から供給されるコンセント。
3. 無停電非常電源から供給されるコンセント。
4. 5. 電源の種別を区分けするコンセント。外郭の色として指定されていない。

【正解　3】

<文　献>
篠原一彦ほか　編：臨床工学講座　医用機器安全管理学　第2版. 医歯薬出版. 2020. P71～P79
JIS T 1022：病院電気設備の安全基準. P11

◆過去5年間に出題された関連問題
［２８回－午前－問題４２］　　［３０回－午後－問題４２］

[３４回－午前－問題４１]　図の MD で電圧測定器の表示値が 50mV を示した。漏れ電流値はどれか。（医用機器安全管理学）

1. 0.5μA
2. 5μA
3. 50μA
4. 0.5mA
5. 5mA

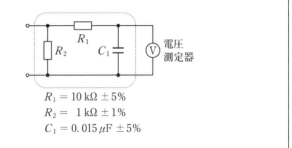

$R_1 = 10\,\mathrm{k\Omega} \pm 5\%$
$R_2 = 1\,\mathrm{k\Omega} \pm 1\%$
$C_1 = 0.015\,\mu\mathrm{F} \pm 5\%$

◆キーワード

漏れ電流測定器具（MD）　漏れ電流測定　JIS T 0601-1：2012

◆解　説

　医用電気機器の漏れ電流測定は、JIS T 0601-1：医用電気機器－第１部：基礎安全及び基本性能に関する一般要求事項に規定されている。

　回路図の点線内は、人体の電撃に対する周波数特性を模擬しており、1kHz 以上の高周波に対する電撃の電流閾値が周波数に比例して上昇することを表している。回路は R_1（10 kΩ±5%）と C_1（0.015μF±5%）とで構成した高域遮断のフィルタであり、その周波数が 1kHz となっている。また、R_2（1 kΩ±1%）は人体の抵抗を表し、この両端の電圧（電圧測定器で測定した電圧）を 1 kΩ で除した値が漏れ電流である。

　　　したがって、　漏れ電流 ＝ $\dfrac{\text{電圧計の表示電圧}}{1\,\mathrm{k\Omega}\ (R_2\text{の抵抗値})}$ 　となり、これに数値を代入して、

　　漏れ電流 ＝ $\dfrac{50\mathrm{mV}}{1\,\mathrm{k\Omega}}$ ＝ 50μA

となる。

【正解　3】

＜文　献＞

　篠原一彦ほか　編：臨床工学講座　医用機器安全管理学　第２版. 医歯薬出版. 2020. P157～P162

◆過去５年間に出題された関連問題

　[２９回－午後－問題４０]

[３４回－午前－問題４２] JIS T 0601-1 における単一故障状態はどれか。（医用機器安全管理学）

a. 追加保護接地線の断線
b. 3P プラグの接地ピンの折損
c. 電源導線のいずれか１本の断線
d. SIP/SOP への外部電圧の印加
e. F 形装着部の患者接続部への外部電圧印加

1. a、b　　　2. a、e　　　3. b、c　　　4. c、d　　　5. d、e

◆キーワード

単一故障状態

◆解 説

　ME 機器は正常に動作している「正常状態（NC）」にあることが重要であるが、単一故障状態においても ME 機器は安全でなくてはならないという「単一故障安全」が要求されている。故障のなかでも、ME 機器に施された危険に対する保護手段の１つが故障しているか、外部などに１つの故障が認められる状態を「単一故障状態（SFC）」という。

　電気的な単一故障状態としては以下の①～⑧がある。

①　絶縁のいずれか１つの短絡
②　沿面距離または空間距離のいずれか１つの短絡
③　絶縁、空間距離または沿面距離と並列に接続している高信頼性部品以外の部品の短絡および開路
④　保護接地線または ME 機器内部の保護接地接続の開路
⑤　電源導線のいずれか１本の断線
⑥　分離した外装をもつ ME 機器の部分間の電源を供給する線のいずれかの断線
⑦　部品の意図しない移動
⑧　危険状態に結びつく導線およびコネクタの偶然の外れによる破損

a. 単一故障状態ではない。
b. 単一故障状態であり、上記④に該当する。
c. 単一故障状態であり、上記⑤に該当する。
d. 患者漏れ電流の経路を表す１つである。
e. 患者漏れ電流測定時の特別な試験状態である。

【正解　3】

<文 献>
篠原一彦ほか　編：臨床工学講座　医用機器安全管理学　第２版. 医歯薬出版. 2020. P46～P47

◆過去５年間に出題された関連問題
　[２９回－午前－問題４２]　　[３２回－午後－問題３９]

[３４回－午前－問題４３]　図で示した医療ガス配管設備（JIS T 7101）は二酸化炭素のアウトレットである。

　　識別色はどれか。（医用機器安全管理学）

　　　1. だいだい

　　　2. 緑

　　　3. 黄

　　　4. 青

　　　5. 黒

◆キーワード

医療ガス配管設備（JIS T 7101）　　医療ガス配管端末器（アウトレット）

◆解　説

医療用ガス配管端末器（アウトレット）－ピン方式一覧

（上段より、ガスの種類・ガスの記号・配管識別色・ピン穴配置角度の順に表記）

酸素	亜酸化窒素 (笑気)	治療用空気 (圧縮空気)	吸引 (バキューム)	二酸化炭素 (炭酸ガス)
O_2	N_2O	AIR	VAC	CO_2
緑	青	黄	黒	橙

（篠原一彦ほか　編：臨床工学講座　医用機器安全管理学　第２版．医歯薬出版．2020 年．P96 より引用改変）

1. 二酸化炭素

2. 酸素

3. 治療用空気

4. 亜酸化窒素

5. 吸引

【正解　1】

＜文　献＞

篠原一彦ほか　編：臨床工学講座　医用機器安全管理学　第２版．医歯薬出版．2020．P88～P98

◆過去５年間に出題された関連問題

　　［２９回－午後－問題４３］　　［３０回－午前－問題４２］　　［３１回－午後－問題４１］

　　［３３回－午後－問題４２］

信頼度 $r=0.3$ の要素を４個並列に結合した系の全体の信頼度はどれか。（医用機器安全管理学）

1. 0.01
2. 0.24
3. 0.60
4. 0.76
5. 0.99

◆キーワード

システム安全　信頼性工学　信頼度

◆解　説

信頼度計算

1．直列モデル

R_1 と R_2 と R_3 と・・・と R_{n-1} と R_n は信頼度である。

このときのシステム全体の信頼度Rは、$R=R_1×R_2×R_3×・・・×R_{n-1}×R_n$ と求めることができる。

よって個々の信頼度が R_1 のアイテムをn個の直列系とする時、システム全体の信頼度Rは $R=(R_1)^n$ となる。

2．並列モデル

R_1 と R_2 と R_3 と・・・と R_{n-1} と R_n は信頼度である。

このときのシステム全体の信頼度Rは

$R=1-(1-R_1)(1-R_2)(1-R_3)・・・(1-R_{n-1})(1-R_n)$

と求めることができる。

よって個々の信頼度が R_1 のアイテムをn個の並列系とするとき、

システム全体の信頼度Rは $R=1-(1-R_1)^n$ となる。

この問題では、信頼度 $r=0.3$ の要素を４個並列に結合した系の全体の信頼度を計算する。

並列モデルで個々の信頼度が全て同じ値なので、

$R = 1-(1-0.3)^4$

$= 1-(0.7)^4$

$= 1-0.2401$

$= 0.7599$

$≒ 0.76$　となる。

【正解　4】

＜文　献＞

篠原一彦ほか　編：臨床工学講座　医用機器安全管理学　第２版．医歯薬出版．2020．P125～P127

◆過去５年間に出題された関連問題

［２９回－午後－問題４４］

［３４回－午前－問題４５］　医用電気機器が他からの電磁的な妨害に耐える能力を示すのはどれか。（医用機器安全管理学）

1. EMC
2. EMI
3. ESD
4. immunity
5. emission

◆キーワード

電磁環境　電波の影響　EMC 管理

◆解　説

　高度化を続ける医療機器のなかには、それぞれが発生する電磁波が人体や他の機器へ与える影響も増加している。EMC 規格はさまざまな電子機器について定めたものだが、医療機器については特に厳格に定められている。

1. EMC：Electro-Magnetic Compatibility；電磁両立性

　　　機器がその動作によって他のものに妨害を与えず、またその動作が他のものによって妨害されないことを意味する。

2. EMI：Electro-Magnetic Interference；電磁障害

　　　機器からの妨害放射（エミッションともいう）で、以下のものが規定されている。

　　　　①空中を飛ぶ電磁妨害波
　　　　②ケーブルに漏洩した電源端子妨害波

3. ESD：Electro-Static Discharge；静電気放電

　　　静電気放電・サージを意味する。人体からの静電気放電のエネルギーはそれほど大きなものではないが、電圧や電流が高く近くの電子機器への干渉を引き起こすこともある。

4. immunity；妨害排除能力

　　　電磁的な妨害に対する耐性、妨害の受けにくさを示し、以下の耐性が規定されている。

　　　　①静電気放電に対する耐性。
　　　　②無線波に対する耐性。
　　　　③火花放電に対する耐性。
　　　　④雷誘導電圧に対する耐性。

5. emission；妨害抑制能力

　　　電気機器から放出される電気的ノイズ（主として電磁波）を問題がないレベル以下に抑える能力を表す。

【正解　4】

＜文　献＞

篠原一彦ほか　編：臨床工学講座　医用機器安全管理学　第２版. 医歯薬出版. 2020. P105～P123

◆過去５年間に出題された関連問題

［２９回－午前－問題４５］　［３０回－午前－問題４４］　［３０回－午後－問題４５］
［３１回－午前－問題４６］　［３２回－午前－問題４６］　［３３回－午前－問題４６］

［３４回－午前－問題４６］　真空中に１C（クーロン）の点電荷Ａと２Cの点電荷Ｂが１mの距離で存在する。
　正しいのはどれか。（医用電気電子工学）

　　1.　Ｂの受ける力は、Ａの受ける力の２倍である。

　　2.　Ｂの受ける力の方向は、Ａ、Ｂを結ぶ直線に垂直である。

　　3.　Ａ、Ｂ間の距離を0.5mにすると、Ｂの受ける力は２倍になる。

　　4.　Ａの電荷量を２倍にすると、Ａ及びＢの受ける力は２倍になる。

　　5.　Ａ及びＢの電荷量を両方とも２倍にしても、Ａの受ける力は変わらない。

◆キーワード

クーロンの法則　電荷

◆解　説

　電荷の間に働く力の大きさと方向はクーロンの法則で与えられる。

　電荷量が Q_1 [C] と Q_2 [C] の２つの電荷が距離 r [m] 離れて存在するときに、これらの電荷の間に働く力の大きさ F [N] は次式で与えられる。

$$F = \frac{Q_1 Q_2}{4\pi\varepsilon_0 r^2} \quad [\text{N}] \qquad\qquad (1)$$

力は両電荷を結ぶ
直線に沿って働く

図　クーロンの法則
（電荷が同符号の場合）

(1)式において ε_0 は真空の誘電率を表し、$\varepsilon_0 \approx 8.85 \times 10^{-12}$ F/m である。

　力はベクトル量であり、両電荷を結ぶ直線に沿った方向に働き、電荷が同符号の場合は反発力、異符号の場合は吸引力がそれぞれ作用する。

1.　両電荷の受ける力は等しいため、Ｂが受ける力はＡの２倍にはならない。

2.　力の方向は両電荷を結ぶ直線に沿った方向であり、直線ABに垂直ではない。

3.　電荷間の距離を１mから0.5mにすると、距離は $\frac{1}{2}$ になる。力は距離の２乗に反比例するから４倍になる。

4.　力の大きさは電荷量に比例する。Ａの電荷量を２倍にすればＡおよびＢの受ける力は２倍になる。

5.　ＡとＢの電荷量をそれぞれ２倍にすれば、全電荷量（電荷量の積）は４倍となり、力も４倍となる。

【正解　4】

<文　献>

　福長一義ほか　編：臨床工学講座　医用電気工学2　第2版．医歯薬出版．2015．P19～P20

　小野哲章ほか　編：臨床工学技士標準テキスト　第3版増補．金原出版．2019．P155～P156

◆過去５年間に出題された関連問題

　［３２回－午前－問題４７］　　［３３回－午前－問題４９］

［３４回－午前－問題４７］　磁気の性質について正しいのはどれか。（医用電気電子工学）

1. 無限に長いソレノイドでは内部の磁束密度は一様である。
2. 有限長のソレノイドでは外部に一様な磁界が存在する。
3. 一回巻き円形コイルの中心における磁界の大きさは、円形コイルの半径の２乗に反比例する。
4. 直線電流によって生じる磁界の大きさは、電流からの距離の２乗に反比例する。
5. 永久磁石に使用する磁性体の比透磁率は約１である。

◆キーワード

電流と磁界　アンペールの法則　ビオ・サバールの法則　磁性体

◆解　説

　選択肢１～４は電流と磁界、選択肢５は磁性体に関する記述である。

1. 無限長ソレノイドに流れる電流を I [A]、単位長さあたりの巻数を n [回] とすると、ソレノイド内部には(1)式で与えられる磁界強度 H [A/m] の一様磁界が発生する。このとき外部に磁界は存在しない。
$$H = nI \quad [\text{A/m}] \qquad (1)$$

2. 有限長ソレノイドにおいては、コイル端部や巻線の間（すき間）からの漏れ磁束により、コイル外部にも磁界が生じるが、その大きさはコイルからの距離や漏れ磁束の状態で異なるため一様ではない。

3. 半径 r [m] の円形コイルに電流 I [A] を流したとき、円の中心での磁界強度 H [A/m] は(2)式で与えられ、磁界の大きさは円形コイルの半径に反比例する。
$$H = \frac{I}{2r} \quad [\text{A/m}] \qquad (2)$$

4. 電流 I [A] が流れている直線上の電流路から距離 r [m] 離れた点での磁界強度 H [A/m] は、円周率を π とすると(3)式で与えられ、距離に反比例する。
$$H = \frac{I}{2\pi r} \quad [\text{A/m}] \qquad (3)$$

5. 永久磁石には鉄、コバルト、ニッケルなどの強磁性体が用いられるが、これら磁性体の透磁率は一般に高い値を示す。比透磁率が１の磁性体の透磁率は真空に等しい値を示し、強磁性体としての特性を示さないため、永久磁石材料としては不適切である。

【正解　1】

＜文　献＞

福長一義ほか　編：臨床工学講座　医用電気工学２　第２版．医歯薬出版．2015．P97～P100、P107～P112

◆過去５年間に出題された関連問題

　［３１回－午前－問題４８］　　［３２回－午後－問題４６］　　［３３回－午後－問題４６］

[３４回−午前−問題４８]　図の回路でキルヒホッフの法則を用いた解法について**誤っている**のはどれか。(医用電気電子工学)

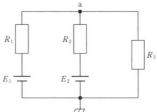

1. 図の回路には三つの閉回路がある。
2. a点の電位は起電力 E_2 と R_2 両端の電圧降下との差となる。
3. a点に流れ込む電流とa点から流れ出す電流の和は等しい。
4. 一つの閉回路に含まれる電圧降下の大きさと起電力の大きさは等しい。
5. 一つの閉回路内で設定する電流の向きによって起電力の正負は変わる。

◆キーワード

キルヒホッフの法則　回路方程式

◆解　説

　キルヒホッフの法則は以下の２つの法則からなる。

　第１法則（電流則）：任意の接点における電流の代数和は０である。すなわち、接点に流入する電流と流出する電流は等しい。

　第２法則（電圧則）：任意の閉回路（閉ループ）における電位差の代数和は０である。すなわち、閉回路における起電力の総和と電圧降下の総和は等しい。

　電流と電位差（電圧）には正と負が存在する。電流では流入する電流を正、流出する電流を負とする場合が多いが、逆でも構わない。また、電位差は閉ループの向きにより正負が変わり、閉ループの方向は任意に設定することができ

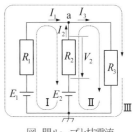

図　閉ループと枝電流

る。いずれにおいても、一貫した考え（電流ならびに閉ループの方向）のもとで回路解析を行う必要がある。

　本設問では電流の向きや閉ループの方向は定められていないが、**解法**についてたとえば上図のように考えてみる。

1. 図に示されるとおりⅠ、Ⅱ、Ⅲの三つの閉回路が存在する。
2. a点における電位は起電力 E_2 と抵抗 R_2 による電圧降下 V_2 により定まる。電流 I_2 の方向を図のように設定すれば両者の「差」で与えられるが、電流の方向は必ずしも図の通りに設定する必要はなく、図と逆向きに設定した場合には「和」で与えられる。**したがって、起電力と電圧降下の差とは限定できない。**
3. キルヒホッフの電流則のとおり、a点における流入電流と流出電流の和は等しい。
4. キルヒホッフの電圧則のとおり、閉回路における起電力の大きさと電圧降下の大きさは等しい。
5. 起電力（電源）の大きさと向き（正負）は起電力が有する絶対値であり、設定する電流の方向には依存しない。

【正解　２又は５】

<文　献>

戸畑裕志ほか　編：臨床工学講座　医用電気工学１　第２版. 医歯薬出版. 2015. P33〜P36
小野哲章ほか　編：臨床工学技士標準テキスト　第３版増補. 金原出版. 2019. P173〜P175

◆過去５年間に出題された関連問題

　　［３１回−午後−問題４８］　　［３３回−午後−問題４８］

[３４回－午前－問題４９]　20 ℃の水 100 g が入った保温ポットに電気抵抗 42 Ω のニクロム線を入れて直流 1 A を 10 秒間通電した。水の温度上昇［℃］はどれか。

ただし、比熱を 4.2 J・g⁻¹・K⁻¹ とする。(医用電気電子工学)

1. 1.0
2. 4.2
3. 10
4. 18
5. 42

◆キーワード

電力　ジュールの法則　熱エネルギー　比熱

◆解　説

質量 m [g]、比熱 c [J/(g・K)] の物体の温度を ΔT [K] 上昇させるのに必要な熱量 Q [J] は次式で与えられる。

$$Q = m\ c\ \Delta T \qquad (1)$$

一方、電力 P [W] と熱量 Q [J] の関係は、ジュールの法則より、時間を t [s] とすると次式で表される。

$$Q = P\ t \qquad (2)$$

ここで、電力 P [W] は電流 I [A] と抵抗 R [Ω] を用いて表すと次のようになる。

$$P = I^2\ R \qquad (3)$$

(1)式～(3)式より(4)式が得られる。

$$I^2\ R\ t = m\ c\ \Delta T$$

$$\Delta T = \frac{I^2\ R\ t}{m\ c} \qquad (4)$$

(4)式に与えられた数値を代入して計算すると、水の温度上昇が求められる。

$$\Delta T = \frac{1^2\ \times 42 \times 10}{100 \times 4.2} = 1.0\ \ K$$

$$\therefore\ \ \Delta T = 1.0\ \ ℃$$

【正解　1】

<文　献>

戸畑裕志ほか　編：臨床工学講座　医用電気工学 1　第 2 版. 医歯薬出版. 2015. P65～P68

小野哲章ほか　編：臨床工学技士標準テキスト　第 3 版増補. 金原出版. 2019. P273

◆過去５年間に出題された関連問題

［３１回－午後－問題４７］　　［３２回－午後－問題８４］

[３４回－午前－問題５０] 図の正弦波交流波形において、電圧波形（実線）と電流波形（点線）の位相差（角度）は $\frac{\pi}{3}$ rad である。有効電力 [W] はどれか。（医用電気電子工学）

1. 5
2. 10
3. 12.5
4. 25
5. 50

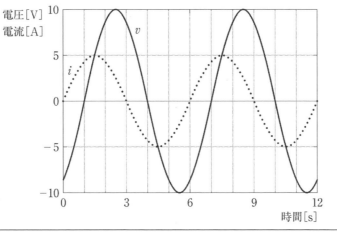

◆キーワード

交流電力　実効値　位相

◆解 説

　交流電力には、有効電力：P [W]、無効電力：Q [Var]、皮相電力：S [VA]の３つの電力があり、電圧の実効値を V_r [V]、電流の実効値を I_r [A]、電圧と電流の位相差を ϕ [rad] とすれば、それぞれ以下の式で与えられる。

有効電力：$P = V_r \, I_r \, \cos\phi$ [W]　　　　(1)

無効電力：$Q = V_r \, I_r \, \sin\phi$ [Var]　　　(2)

皮相電力：$S = V_r \, I_r$ [VA]　　　　　　(3)

なお、各電力の関係は右図に示されるとおりである。

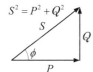

図　各電力の関係

　設問の図から電圧と電流の最大値（V_m と I_m）が読み取れるが、最大値と実効値の間には $V_r = \frac{V_m}{\sqrt{2}}$、$I_r = \frac{I_m}{\sqrt{2}}$ の関係がある。これらと位相差を(1)式に代入して計算すると以下のようになる。

$$P = V_r \, I_r \, \cos\phi = \frac{V_m}{\sqrt{2}} \, \frac{I_m}{\sqrt{2}} \, \cos\phi = \frac{V_m \, I_m}{2} \, \cos\phi$$

$$= \frac{10 \times 5}{2} \, \cos\frac{\pi}{3}$$

$$= 25 \times 0.5 = 12.5 \text{ W}$$

【正解　3】

<文 献>

戸畑裕志ほか　編：臨床工学講座　医用電気工学1　第2版. 医歯薬出版. 2015. P67、P81～P88、P125～P130

◆過去5年間に出題された関連問題

［２９回－午後－問題５１］　［３０回－午前－問題５０］　［３３回－午前－問題５１］

[３４回－午前－問題５１]　図は、電源として用いられる AC-DC コンバータの構成例を示したものである。

(ア)，(イ)，(ウ)，(エ)，(オ)，(カ)　内に入れるべき語句の正しい順番はどれか。(医用電気電子工学)

AC 入力 ○→ (ア) → (イ) → (ウ) → (エ) → (オ) → (カ) →○ DC 出力

1. 変圧器→平滑回路→整流回路→インバータ→平滑回路→整流回路
2. インバータ→整流回路→平滑回路→変圧器→整流回路→平滑回路
3. インバータ→平滑回路→整流回路→変圧器→平滑回路→整流回路
4. 整流回路→平滑回路→インバータ→変圧器→整流回路→平滑回路
5. 平滑回路→整流回路→インバータ→変圧器→平滑回路→整流回路

◆キーワード

電力変換　インバータ　コンバータ　整流

◆解　説

　電力変換とは電気の特性を 1 つ以上変えることであり、電圧、電流、周波数、位相、相数、波形などがその対象である。最近では半導体デバイスを用いた電力変換が主流である。

　電力変換は入力と出力の形態により右の表に示されるように分類される。設問の AC-DC コンバータは、交流入力から直流出力を得る電力変換装置の一つである。この装置は、整流回路と DC-DC コンバータの組み合わせと考えることができる。DC-DC コンバータとは直流入力から直流出力を得る装置であり、中間に交流を介する直流電力変換（間接直流電力変換）装置の一つである。回路構成の違いにより、いくつかの方式がある。

表 電力変換の分類例

入力＼出力	交流	直流
交流	交流電力変換 周波数変換 　－ サイクロコンバータ 　－ マトリクスコンバータ 電力調整 　－ 交流電力調整回路	交直電力変換 （順変換・整流） 　－ 整流回路
直流	交直電力変換 （逆変換） 　－ インバータ	直流電力変換 　－ 直流チョッパ回路 　－ DC-DC コンバータ

　設問では構成要素として、"①変圧器"、"②平滑回路"、"③整流回路"、"④インバータ"が挙げられている。AC-DC コンバータでは最初に交流入力を直流に変換する必要があるが、この際に使用されるのが"③整流回路"である。整流後の出力には脈動成分（リプル）が含まれているため、これを取り除く目的で"②平滑回路"が使用される。得られた直流を"④インバータ"により交流へ変換し、後段に接続する"①変圧器"により交流電圧の調整や入出力間の絶縁を行う。この交流を"③整流回路"と"②平滑回路"により再び直流に変換する。

　以上より、適切な順序は「4. 整流回路→平滑回路→インバータ→変圧器→整流回路→平滑回路」となる。

【正解　4】

<文　献>

福長一義ほか　編：臨床工学講座　医用電気工学 2　第 2 版. 医歯薬出版. 2015. P147
小野哲章ほか　編：臨床工学技士標準テキスト　第 3 版増補. 金原出版. 2019. P186、P218～P220

◆過去 5 年間に出題された関連問題

［３３回－午後－問題５０］

　　a. ホール効果が大きい半導体は磁気センサに利用される。

　　b. ダイオードのアノードにカソードよりも高い電圧を加えると電流は順方向に流れる。

　　c. p形半導体の多数キャリアは電子である。

　　d. MOSFET の入力インピーダンスはバイポーラトランジスタに比べて小さい。

　　e. 金属の導電率は温度が高くなると増加する。

　　　1. a、b　　　2. a、e　　　3. b、c　　　4. c、d　　　5. d、e

◆キーワード

半導体　ダイオード　ＦＥＴ　ホール素子

◆解　説

　半導体はシリコンやゲルマニウムといった４価の元素の共有結合による物質でできており、導体と不導体の間の導電率をもつ。そのままでは不導体に近いため、ごく微量の不純物を加えてキャリアを増やしたものが作製される。このときに加える不純物によりp形とn形の２種類の半導体ができる。これらの組み合わせによりさまざまな半導体素子が作られている。

a. ホール効果とは磁界中の金属や半導体に磁界と垂直な方向に電流を流すと、磁界と電流に垂直な方向に起電力が発生する現象である。電流が一定であれば磁界の大きさと起電力が比例するため、ホール効果を用いて磁界（磁気）を測定することができる。

b. ダイオードはp形半導体とn形半導体を接合したもので、p形半導体側の端子をアノード、n形半導体側の端子をカソードと呼ぶ。電圧の大きさがアノード ＞ カソード の時に電流が流れ（順方向）、アノード ＜ カソード の時は電流が流れない（逆方向）、整流作用を有する。

c. p形半導体の多数キャリアは正孔（ホール）で、n形半導体の多数キャリアは電子（自由電子）である。

d. MOSFET は FET の一種であり、FET の入力インピーダンスはバイポーラトランジスタに比べると極めて大きい。

e. 金属は温度が上昇すると熱エネルギーによる原子の振動が大きくなり、流れようとする電子と原子が衝突する確率が増加するため、抵抗率が大きく、導電率は低下する。一方で半導体は、温度が上昇すると熱エネルギーによりキャリアが生成されるため、導電率が増加（抵抗率が低下）する。

【正解　1】

<文　献>

戸畑裕志ほか　編：臨床工学講座　医用電気工学1　第2版. 医歯薬出版. 2015. P65～P67

福長一義ほか　編：臨床工学講座　医用電気工学2　第2版. 医歯薬出版. 2015. P115

中島章夫ほか　編：臨床工学講座　医用電子工学　第2版. 医歯薬出版. 2015. P10、P13、P88

◆過去5年間に出題された関連問題

　　［３０回−午前−問題５１］　　　［３２回−午前−問題５２］　　　［３３回−午後−問題５１］

　a. 発光強度は流した電流に比例する。

　b. ２つの端子に極性はない。

　c. 発光効率は白熱電球と同等である。

　d. 発光波長は使用する半導体材料により異なる。

　e. 電流と電圧の関係は指数関数にしたがう。

　　1. a、b、c　　　2. a、b、e　　　3. a、d、e　　　4. b、c、d　　　5. c、d、e

◆キーワード

LED（発光ダイオード）　発光波長

◆解　説

　LED（Light Emitting Diode：発光ダイオード）は、通常のダイオードと同様にpn接合でできている。LEDに電流が流れるとpn接合面で電子と正孔が再結合するため、このときに余分なエネルギーが光として放出される。半導体の構造や材料によって発光が決定される。

a. LEDに流れる電流が増えると、再結合の際の余分なエネルギーも増えるため、通常使用の範囲内では電流の量に比例して発光強度が大きくなる。

b. LEDはダイオードの一種であり、アノードとカソードの２つの極性が存在する。逆方向では電流が流れず、発光することもない。

c. LEDは発熱によるエネルギーの損失が小さいため、発光効率は白熱電球よりもよい。

d. 発光波長は半導体材料ごとに異なる。

e. LEDもダイオードと同様で、ある一定の順方向電圧を境に急激に電流が流れ、以降、順方向電流は電圧に対して指数関数的に増加する。

【正解　3】

<文　献>

中島章夫ほか　編：臨床工学講座　医用電子工学　第２版. 医歯薬出版. 2015. P127～P129

◆過去５年間に出題された関連問題

　［３１回－午前－問題５３］

［３４回－午前－問題５４］ 図の回路の電圧利得が 20dB であるとき、R［kΩ］はどれか。

ただし、A は理想演算増幅器とする。（医用電気電子工学）

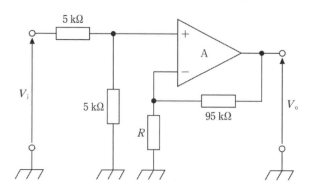

1. 1
2. 2
3. 5
4. 7
5. 10

◆キーワード

非反転増幅回路　電圧利得　分圧

◆解 説

この回路は、前段部分で入力電圧を分圧し、後段部分で非反転増幅回路による増幅を行っている。

前段では、5 kΩ の抵抗 2 本で入力電圧 V_i を分圧しているため、前段部分の出力電圧は、$\frac{V_i}{2}$ となる。

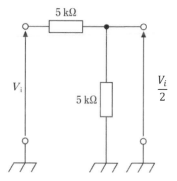

また、回路全体の電圧利得が 20 dB であるから、$V_o = 10\ V_i$ である。後段の非反転増幅回路は、入力電圧が $\frac{V_i}{2}$、

出力電圧が 10 V_i となっていることから、増幅率が 20 倍の非反転増幅回路である。

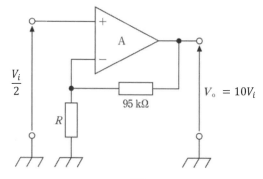

よって、非反転増幅回路の増幅率は、

$$20 = 1 + \frac{95}{R}$$

であり、これを解くと、$R = 5$ となるので、R は $5\,\mathrm{k\Omega}$ である。

【正解　3】

＜文　献＞
中島章夫ほか　編：臨床工学講座　医用電子工学　第2版. 医歯薬出版. 2015. P108～P110

◆過去5年間に出題された関連問題
　［29回－午前－問題52］　　［29回－午後－問題54］　　［30回－午前－問題54］
　［31回－午後－問題53］　　［33回－午前－問題54］

[３４回－午前－問題５５]　図の回路について正しいのはどれか。

　　ただし、Ａは理想演算増幅器とする。(医用電気電子工学)

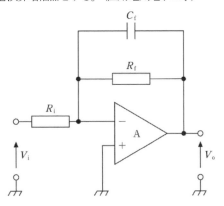

1. 遮断周波数より十分に低い帯域では $V_o = -\dfrac{R_f}{R_i} V_i$ である。

2. 遮断周波数より十分に高い帯域では微分特性を有する。

3. 遮断周波数は $\dfrac{1}{2\pi R_i C_f}$ である。

4. 入力インピーダンスは無限大である。

5. 出力インピーダンスは無限大である。

◆キーワード

オペアンプ　不完全積分回路　ローパスフィルタ　遮断周波数

◆解　説

　この回路はオペアンプによる不完全積分回路であり、$C_f R_f$ を時定数としたローパスフィルタとして動作する。

1. ローパスフィルタとして動作するため、遮断周波数より十分に低い帯域は通過域である。通過域では C_f が

　入力信号に対して高いインピーダンスとなり、増幅率が $-\dfrac{R_f}{R_i}$ の反転増幅回路として動作する。

2. 遮断周波数より十分に高い帯域では積分特性を有する。

3. 遮断周波数は、$\dfrac{1}{2\pi R_f C_f}$ である。

4. 回路の入力インピーダンスは、オペアンプのマイナス端子と入力端子の間の抵抗 R_i である。

5. 回路の出力インピーダンスは、理想的なオペアンプの出力インピーダンスと同じ０である。

【正解　1】

<文　献>

　中島章夫ほか　編：臨床工学講座　医用電子工学　第２版. 医歯薬出版. 2015. P111〜P115

◆過去５年間に出題された関連問題

　[３０回－午後－問題５５]　　[３１回－午前－問題５５]　　[３２回－午後－問題５２]

　[３３回－午後－問題５２]

ただし、表中のLは回路内で0V、Hは5Vの電圧に対応するものとする。（医用電気電子工学）

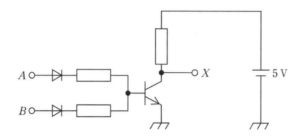

1.

A	B	X
L	L	L
L	H	L
H	L	L
H	H	H

2.

A	B	X
L	L	H
L	H	H
H	L	H
H	H	L

3.

A	B	X
L	L	L
L	H	H
H	L	H
H	H	H

4.

A	B	X
L	L	H
L	H	L
H	L	L
H	H	L

5.

A	B	X
L	L	H
L	H	L
H	L	L
H	H	H

◆キーワード

論理回路　TTL　トランジスタ　真理値表

◆解　説

　　前半部分（トランジスタのベースまで）には電源がなく、入力AおよびBがどちらも0Vのとき、トランジスタのベースは0Vであり、ベース電流は流れない。入力A、Bのどちらか一方、または両方が5Vのときは抵抗を介してトランジスタへと電流が流れる。つまり、前半部分はOR回路となっている。

　　後半部分（トランジスタ以降）は、ベースに電流が流れると、トランジスタのエミッターコレクタ間がつながり、出力XはGNDに接続されるため0Vとなる。ベース電流がない場合、エミッターコレクタ間はつながらないため、閉回路が形成されない。このため、出力Xの電圧は5Vである。つまり、後半部分はNOT回路である。

　　これらをまとめると、入力AおよびBがどちらも0V（L）のときはベースに電流が流れず、出力は5V（H）である。入力A、Bのどちらか一方、または両方が5V（H）のときはベースに電流が流れ、出力はGNDにつながり0V（L）となる。あるいは、OR回路の出力にNOTが接続されている、NOR回路である。

　　この条件に該当する真理値表は4である。

【正解　4】

＜文　献＞

中島章夫ほか　編：臨床工学講座　医用電子工学　第2版．医歯薬出版．2015．P146～P150

◆過去5年間に出題された関連問題

　　該当なし

[３４回－午前－問題５７] 振幅変調について**誤っている**のはどれか。（医用電気電子工学）

1. 搬送波に正弦波が用いられる。
2. 占有帯域幅は変調波の周波数成分で決まる。
3. 半波整流回路で復調できる。
4. 変調度は１以下に設定する。
5. 周波数変調に比べ雑音に強い。

◆キーワード

AM　搬送波　変調波　変調度

◆解　説

　　変調方式は搬送波に正弦波を用いる正弦波変調と、パルス波を用いるパルス変調に大別される。振幅変調は正弦波を用いたアナログ変調であり、搬送波の振幅を信号波（変調波）の振幅に応じて変化させる変調方式である。

1. 振幅変調は、正弦波変調の一種である。
2. 搬送波の周波数を中心に、信号波（変調波）の周波数分ずれた周波数の上下側波が得られ、下側波帯の最小周波数から、上側波帯の最大周波数の間が占有周波数帯域幅となる。信号波（変調波）の周波数が高くなると、占有周波数帯域幅も広くなる。
3. 半波整流後に平滑化することで被変調波から信号波（変調波）を得ることができる
4. 変調度は、信号波の振幅と搬送波の振幅の比で、振幅変調の程度を表す。１を超えた状態を過変調といい、復調時に正しい波形を得られなくなるため、１以下にする必要がある。
5. 振幅変調は振幅の変化によって信号の情報を表すため、雑音が入ると振幅が変化し雑音の影響を受けやすい。一方で周波数変調は、被変調波の振幅が一定で、周波数を変化させることによって信号の情報を表すため、振幅変調より雑音の影響を受けにくい。

【正解　5】

<文　献>

中島章夫ほか　編：臨床工学講座　医用電子工学　第２版. 医歯薬出版. 2015. P208～P213

◆過去５年間に出題された関連問題

　［２９回－午後－問題５６］　　［３３回－午前－問題５６］

［３４回－午前－問題５８］　画像処理に特化して設計された装置はどれか。（医用電気電子工学）

1. GPU（Graphics Processing Unit）
2. VGA（Video Graphics Array）
3. ALU（Arithmetic Logic Unit）
4. MMU（Memory Management Unit）
5. GUI（Graphical User Interface）

◆キーワード

画像演算処理装置

◆解　説

1. GPU：リアルタイムコンピュータグラフィックスを実現するために作られた画像描画用のプロセッサ。
2. VGA：コンピュータディスプレイの解像度および表示色に関する規格の一つ。
3. ALU：整数の四則演算、論理演算、ビット演算を行う算術論理演算ユニット。
4. MMU：論理アドレスを物理アドレスに変換するメモリ管理ユニット。
5. GUI：ボタンやアイコンなどを、マウスなどのポインティングデバイスを操作することで指示を与えるユーザインターフェース。

【正解　1】

<文　献>

竹村彰通ほか　編：データサイエンス入門．学術図書出版社．2020．P134

戸畑裕志ほか　編：臨床工学講座　医用情報処理工学　第2版．医歯薬出版．2019．P63

◆過去5年間に出題された関連問題

［２９回－午前－問題５７］　　［２９回－午後－問題５７］　　［３０回－午前－問題５８］
［３０回－午後－問題５７］　　［３１回－午前－問題５８］　　［３１回－午後－問題５７］
［３２回－午前－問題５８］　　［３３回－午前－問題５８］　　［３３回－午後－問題５７］

[34回-午前-問題59] 情報セキュリティは機密性、完全性、可用性の3つの基本概念で整理できる。可用性を高めるのはどれか。（医用電気電子工学）

1. 電子署名の使用
2. 2段階認証の使用
3. ファイルの暗号化
4. ハードウェアの二重化
5. 廃棄メディアの細断処理

◆キーワード

暗号化と電子認証

◆解 説

　機密性とは、その情報を知らせてはならない主体に、その情報を知られないようにする技術である。

　完全性とは、その情報の不正な変更や詐称を防止することである。人や情報が想定しているとおりの本物である性質を真正性と呼び、完全性と区別する場合もある。

　可用性とは、そのリソースが必要なときに、十分な品質で利用できるようにすることである。

1. 公開鍵暗号方式を用いることでメッセージの改ざんを防ぎ、完全性（真正性）を確保する。
2. 認証されるユーザのみが所有している機器（スマートフォン等）を用いて認証し、完全性（真正性）を確保する。
3. 暗号化によって情報の機密性を確保する。
4. ハードウェアを二重化して冗長性を持たせることにより、片方のハードウェアに故障等が生じて利用不可能になっても、もう片方のハードウェアによって利用を継続できるように、可用性を確保する。
5. 廃棄メディアから情報漏洩が生じないように細断処理を行うことで、機密性を確保する。

【正解　4】

<文　献>

松浦幹太：情報セキュリティ基礎講義．コロナ社．2019．P2

戸畑裕志ほか　編：臨床工学講座　医用情報処理工学　第2版．医歯薬出版．2019．P221～P229

◆過去5年間に出題された関連問題

［29回-午前-問題59］　［30回-午前-問題60］　［30回-午後-問題59］

［31回-午前-問題60］　［32回-午後-問題58］　［33回-午後-問題59］

[３４回－午前－問題６０]　非可逆圧縮が使用されるのはどれか。(医用電気電子工学)
a. 音声データ
b. 静止画データ
c. 動画データ
d. 機械語コード
e. テキストデータ

1. a、b、c　　　2. a、b、e　　　3. a、d、e　　　4. b、c、d　　　5. c、d、e

◆キーワード

データの圧縮法

◆解　説
　与えられた情報のなかに冗長性があれば、それらを取り除くことにより情報のサイズを小さくすることができる。画像データや音声データのようにデータサイズが非常に大きい場合は、人間の眼や耳では識別できないような小さい変化に関する情報を切り捨てることで、より大きな圧縮率を達成することができる。
　データ圧縮には大きく分けて可逆圧縮と非可逆圧縮がある。コンピュータプログラムやテキストなどでは、データの圧縮によってわずかでも情報が失われることは許されないため、圧縮に可逆性が求められる。音楽データや画像データでは、圧縮により多少音質や画質が劣化したとしても情報が著しく損なわれることはないため、非可逆圧縮を用いることができる。

a. 音声データはデータサイズが大きいことと、多少の情報の劣化は許されるため、非可逆圧縮が使用されることが多い。
b. 静止画データはデータサイズが大きいことと、多少の情報の劣化は許されるため、非可逆圧縮が使用されることが多い。
c. 動画データはデータサイズが大きいことと、多少の情報の劣化は許されるため、非可逆圧縮が使用されることが多い。
d. 機械語コードはプログラムを実行する言語であり、圧縮により元の情報が失われるとプログラムの実行ができなくなるため、圧縮が必要な場合は可逆圧縮が使用される。
e. テキストデータは文章情報を管理するデータであり、圧縮により元の情報が失われると判読ができなくなるため、圧縮が必要な場合は可逆圧縮が使用される。

【正解　1】

<文　献>
小松原実：情報科学概論. ムイスリ出版. 2005. P94
戸畑裕志ほか　編：臨床工学講座　医用情報処理工学　第２版. 医歯薬出版. 2019. P26

◆過去５年間に出題された関連問題
　[３２回－午前－問題６１]

［３４回－午前－問題６１］　２進数 01010101 を３倍した２進数はどれか。（医用電気電子工学）

1. 10000000
2. 10101010
3. 10101101
4. 11101110
5. 11111111

◆キーワード

2進数　16進数

◆解　説

　2進数 01010101 を10進数に変換すると以下の値となる。

$$0 \cdot 2^7 + 1 \cdot 2^6 + 0 \cdot 2^5 + 1 \cdot 2^4 + 0 \cdot 2^3 + 1 \cdot 2^2 + 0 \cdot 2^1 + 1 \cdot 2^0 = 64 + 16 + 4 + 1 = 85$$

85 を3倍した値は255であるので、この2進数表記を求めればよい。

ところで、$2^8 = 256$ であるので、256 の2進数表記は以下となる。

$$100000000$$

　求めたい 255 は 256 から 1 を引いた数であるから、2進数表記においても 1 を引けばその値を得ることができる。したがって 255 の2進数表記は以下となる。

$$11111111$$

【正解　5】

＜文　献＞

戸畑裕志ほか　編：臨床工学講座　医用情報処理工学　第2版. 医歯薬出版. 2019. P16〜P18
伊東俊彦：情報科学入門. ムイスリ出版. 2007. P16

◆過去5年間に出題された関連問題

　［２９回－午前－問題６０］　　［３０回－午前－問題６１］　　［３１回－午前－問題６１］
　［３２回－午前－問題６０］

[３４回―午前―問題６２]　帯域が1〜100 Hz のアナログ信号をサンプリングするとき、エイリアシングを起こさないサンプリング間隔の最大値［ms］はどれか。(医用電気電子工学)

1.　1.25
2.　2.5
3.　5
4.　10
5.　20

◆キーワード

AD 変換

◆解　説

　サンプリングしたい信号のもつ最大の周波数は100Hz である。サンプリング定理より、信号のもつ最大の周波数の２倍以上のサンプリング周波数であれば、エイリアシングを起こさずに信号をサンプリングできる。

　したがって、最小のサンプリング周波数は2 × 100 = 200Hz となる。最大のサンプリング間隔を求めるには、サンプリング周波数の逆数を算出すればよい。

$$\Delta t = \frac{1}{200} = \frac{5}{1000} = 0.005秒$$

設問では単位を[ms]としているので，サンプリング間隔は5 ms となる。

【正解　3】

<文　献>

谷萩隆嗣：ディジタル信号処理と基礎理論．コロナ社．2002．P27
戸畑裕志ほか　編：臨床工学講座　医用情報処理工学　第２版．医歯薬出版．2019．P46〜P49

◆過去５年間に出題された関連問題

［２９回―午後―問題５９］　　［３０回―午後―問題６１］　　［３１回―午後―問題６１］
［３２回―午後―問題６３］　　［３２回―午後―問題６０］

[３４回－午前－問題６３] 一次遅れ系の伝達関数 $G(s) = \dfrac{K}{1+Ts}$ における K をゲイン定数、T を時定数という。$H(s) = \dfrac{18}{12s+3}$ のゲイン定数はどれか。
ただし、s をラプラス変換の演算子とする。(医用電気電子工学)

1. 3
2. 4
3. 6
4. 12
5. 18

◆キーワード

一次遅れ要素　ラプラス変換　伝達関数

◆解 説

伝達関数 $H(S)$ を、一次遅れ系の伝達関数の一般形である $G(s)$ と同じ形式になるように、分母と分子を 3 で割った式を考える。

$$H(s) = \frac{18}{12s+3} = \frac{\dfrac{18}{3}}{\dfrac{12s}{3}+\dfrac{3}{3}} = \frac{6}{4s+1}$$

この結果から、伝達関数 $H(S)$ は時定数が 4、ゲイン定数が 6 である一次遅れ系であることがわかる。

【正解 3】

<文 献>

中野道雄ほか：制御基礎理論－古典から現代まで－．コロナ社．2016．P44

◆過去５年間に出題された関連問題

[２９回－午後－問題６２]　　[３０回－午前－問題５７]　　[３１回－午前－問題５７]
[３２回－午前－問題５７]

[３４回－午前－問題６４]　加温加湿器と比較して人工鼻が優れているのはどれか。（生体機能代行装置学）

　a. 死腔がない。

　b. 気道出血時に適する。

　c. 過剰加湿にならない。

　d. 細菌汚染が少ない。

　e. ネブライザとの併用に適する。

　1. a、b　　　2. a、e　　　3. b、c　　　4. c、d　　　5. d、e

◆キーワード

加温加湿器　人工鼻

◆解　説

　医療施設で使用される加湿器には、加湿瓶、ネブライザ、加温加湿器、人工鼻の４種類がある。加温加湿器は、加湿ボトル内の蒸留水を加温して揮発した水蒸気により加湿するため、湿度の制御はできない。加湿器内の水は徐々に減少するため定期的に蒸留水を追加する必要がある。

　人工鼻は、加温加湿器に比べ呼吸回路が単純化され取扱いも簡便であるが、呼気の湿度を利用して気道内を加湿するため、呼吸回路内の結露が生じない一方で加湿性能は劣る。

　加温加湿器と人工鼻の比較は以下の通りである。

起こり得る副作用・注意点	加温加湿器	人工鼻
細菌汚染	＋	±
加湿不足	＋	＋＋
過剰加湿	＋	－
うつ熱	＋	－
水の誤注入	＋	－
死腔増加	－	＋
喀痰による抵抗増加	－	＋

（臨床工学講座 生体機能代行装置学 呼吸療法装置より引用）

a. 人工鼻は吸気回路内には含まれず、人工鼻の容量はそのまま死腔量となり、機械的死腔量が増える。

b. 気道出血や喀痰など気道分泌物が多い場合は、フィルターが目詰まりを起こし呼吸抵抗が増大するため気道分泌物の多い患者や気道出血がある場合は人工鼻の使用を避ける必要がある。

c. 人工鼻は呼気中の水蒸気を利用しているため、過剰加湿になる可能性は低い。

d. 人工鼻では加温加湿器のように呼吸回路の外部から蒸留水を追加する必要がないほか、呼吸回路内の結露もないため細菌汚染のリスクは加温加湿器より低いと考えらえている。また、細菌 filter 機能をもつ人工鼻では感染リスクを低減できた報告もある。

e. ネブライザや加温加湿器との併用により目詰まりを生じる。

【正解　4】

<文　献>

廣瀬　稔ほか　編：臨床工学講座　生体機能代行装置学 呼吸療法装置　第２版. 医歯薬出版. 2021. P120～P126

◆過去５年間に出題された関連問題

　［３０回－午前－問題６４］　　［３１回－午前－問題６５］　　［３３回－午後－問題６５］

カプノメータについて**誤っている**のはどれか。（生体機能代行装置学）

1. 肺胞死腔があると呼気終末二酸化炭素分圧は上昇する。
2. 二酸化炭素の赤外線吸収を応用している。
3. 呼吸ガスの二酸化炭素分圧を測定する。
4. メインストリーム方式ではアダプタの死腔が大きい。
5. カプノグラムでの波形低下は回路のリークを示唆する。

◆キーワード

カプノメータ　呼気二酸化炭素分圧　赤外線吸収法　メインストリーム方式

◆解　説

　気管チューブと人工呼吸回路の間にサンプリングアダプタやセンサを装着し、呼気中の二酸化炭素濃度（または分圧）を測定することをカプノメトリといい、呼気中の二酸化炭素濃度（または分圧）の経時的変化を波形として記録したものをカプノグラムという。細胞や組織内の炭酸ガス産生量が一定ならば、肺胞換気量は二酸化炭素分圧に反比例する。呼気終末二酸化炭素分圧は肺胞レベルの換気状態のよい指標となる、

1. 肺動脈塞栓症や心拍出量、肺血流量の低下などにより肺胞死腔が増大すると、肺胞内で十分な換気が行われず呼気二酸化炭素分圧は低下する。
2. 二酸化炭素は $4.3\,\mu\mathrm{m}$ 程度の波長をピークとした赤外線を吸収する特徴を利用し、透過光の吸光度から二酸化炭素濃度を測定する。
3. 呼吸ガスの二酸化炭素分圧（または濃度）を測定できる。
4. メインストリーム方式では、呼吸回路にセンサを備えたアダプタ（セル）を挿入し、回路内の二酸化炭素を直接計測する。アダプタ部分が死腔（成人用 5mL、小児用 2mL）となる。
5. カプノグラムは呼気ガス中の二酸化炭素濃度の経時変化を表すため、リークがある場合は波形が低下または消失する。

【正解　1】

<文　献>

廣瀬　稔ほか　編：臨床工学講座　生体機能代行装置学　呼吸療法装置　第 2 版. 医歯薬出版. 2021. P186〜
　　P194

石原　謙　編：臨床工学講座　生体計測装置学. 医歯薬出版. 2019. P163

◆過去５年間に出題された関連問題

　　［２９回－午前－問題６５］　　［３１回－午前－問題６４］　　［３２回－午後－問題６４］
　　［３３回－午後－問題６３］

［３４回－午前－問題６６］　気管吸引について正しいのはどれか。（生体機能代行装置学）

　　a.　人工呼吸器装着中は時間を決めて行う。

　　b.　人工呼吸器装着中は換気量や気道内圧が効果の指標となる。

　　c.　１回の吸引操作で10秒以上の陰圧はかけない。

　　d.　重篤な低酸素血症は絶対的禁忌である。

　　e.　滅菌手袋を使用しなければならない。

　　1.　a、b　　　2.　a、e　　　3.　b、c　　　4.　c、d　　　5.　d、e

◆キーワード

気管吸引

◆解　説

　　人工呼吸器装着中の患者は繊毛運動が障害され喀痰喀出が行えず、異物である気管チューブ挿入により痰量が増加する。人工呼吸器装着中の気管吸引は、分泌物による気道の狭窄・閉塞が考えられる際に気道を開存させる目的で実施する必要がある。

　　気管にカニューレを挿入して吸引することにより、苦痛や換気量の低下、気道内の刺激に伴う交感神経亢進などを伴うため、短時間で有効な痰の除去を行える手技が必要である。以下に気管吸引を行う際の留意点をあげる。

　　① 挿入のタイミング：自発がある場合は吸気時にタイミングを合わせて挿入

　　② 適切な圧設定　　：-160~-200hPa（-120~-150mmHg）

　　③ 短時間の吸引　　：10~15秒以内

　　④ 感染対策　　　　：手洗い、使い捨てのビニールエプロン、ゴーグル、マスク、手袋（未滅菌）の着用

　　⑤ 効果判定　　　　：理学所見（呼吸数、胸郭の動きなど）、血行動態（SpO_2、心拍数、心電図など）

　　　　　　　　　　　　気道内分泌物（色、粘性など）、人工呼吸使用時（気道抵抗、換気量など）

a.　気管吸引はさまざまな弊害を伴うため、喀痰などの分泌物により呼吸状態に影響を与えていると考えられる場合に行う。

b.　人工呼吸使用時における気管吸引後の効果判定として、従量式（VCV）では最高気道内圧の低下、最高気道内圧とプラトー圧の差の減少、従圧式（PCV）では換気量の増加などを指標とする。

c.　成人の場合、１回の気管吸引時間は10~15秒以内とする。

d.　喀痰分泌に伴う気道抵抗の増大が低酸素血症の要因となっている場合があり絶対的な禁忌とは言えないが、気管吸引により症状を悪化させる危険があり、気管吸引の必要性を十分評価したうえで行う必要がある。

e.　閉鎖式気管吸引では未滅菌の使い捨て手袋でよい（開放式気管吸引では滅菌手袋を使用する）。

【正解　3】

<文　献>

廣瀬　稔ほか　編：臨床工学講座　生体機能代行装置学　呼吸療法装置　第2版. 医歯薬出版. 2021. P170~
　　P172

日本呼吸療法医学会　気管吸引ガイドライン改定ワーキンググループ：気管吸引ガイドライン．　2013.

◆過去５年間に出題された関連問題

　　［２９回－午後－問題６５］　　［３１回－午後－問題６４］　　［３２回－午後－問題６７］

a. 気管切開孔に接続して用いる。

b. 喀痰量が多くても用いることができる。

c. 対象疾患として慢性閉塞性肺疾患（COPD）が最も多い。

d. 重度の睡眠時無呼吸症候群では用いられる。

e. １万例以上の症例において用いられている。

1. a, b, c　　　2. a, b, e　　　3. a, d, e　　　4. b, c, d　　　5. c, d, e

◆キーワード

在宅酸素療法　NPPV　慢性閉塞性肺疾患　睡眠時無呼吸症候群

◆解　説

　在宅における呼吸管理では、酸素供給装置を用いた在宅酸素療法（HOT）、人工呼吸器を用いた在宅人工呼吸療法（HMV）がある。在宅での人工呼吸療法は非侵襲的陽圧換気（NPPV）を含む保険適応の拡大により症例数が飛躍的に増加している。

　在宅人工呼吸では、気管切開などによる侵襲的方法（TPPV）か、鼻マスク、フェイスマスクなどを用いたNPPVによる非侵襲的方法がある。TPPVが適応となる基礎疾患では神経筋疾患が多く、NPPVが適応となる基礎疾患では慢性閉塞性肺疾患（COPD）、肺結核後遺症、神経筋疾患、睡眠時無呼吸症候群（SAS）などがある。

　SASの原因は閉塞型、中枢型、混合型があり、閉塞型の原因として気道閉塞が考えられる。SASの治療法として、マウスピース療法、CPAP療法、外科手術などが施行される。

a. NPPVは鼻マスク、フェイスマスクなどを用いた非侵襲の人工呼吸療法であり、気管切開はTPPVで管理する。

b. NPPV施行中は気管内吸引ができないため、喀痰量が多い症例ではTPPVが適応となる。

c. 在宅にてNPPVの適応となる基礎疾患ではCOPDが最も多く、次いで肺結核後遺症や神経筋疾患がある。

d. 重度のSASではNPPVにより、加圧した空気を気道に送り込み上気道を陽圧に保つことで気道を広げるCPAP療法を用いる。

e. 在宅人工呼吸療法においてNPPVの症例数は2001年の7,900から2015年では11,339と１万症例を超え、症例数が増加している。

【正解　5】

＜文　献＞

廣瀬　稔ほか　編：臨床工学講座　生体機能代行装置学　呼吸療法装置　第2版. 医歯薬出版. 2021. P207〜
　　P215

◆過去５年間に出題された関連問題

　該当なし

［３４回－午前－問題６８］　酸素療法の安全対策として正しいのはどれか。（生体機能代行装置学）

  a. 慢性閉塞性肺疾患（COPD）の急性増悪時にはCO_2ナルコーシスの危険がある。

  b. 90％の酸素濃度で酸素中毒をきたす危険はない。

  c. 酸素は可燃性ガスである。

  d. 酸素ボンベは高温・直射日光を避けた場所に保管する。

  e. 液体酸素が漏れた場合、凍傷などを起こす危険性がある。

  1. a、b、c　　　2. a、b、e　　　3. a、d、e　　　4. b、c、d　　　5. c、d、e

◆キーワード

CO_2ナルコーシス　酸素中毒　ボンベの保管場所

◆解　説

　酸素療法とは、生体の酸素需要に対し酸素供給が不足した際に、吸入酸素濃度を高め、酸素欠乏の程度に応じた適切な酸素量を投与する治療法である。

　酸素療法における安全管理では、酸素療法による合併症、酸素の化学的危険、物理的（酸素ボンベ）危険、人的エラーに配慮した対策が必要である。

  ①酸素療法の合併症：酸素中毒・CO_2ナルコーシス防止のための対処

  ②酸素の化学的危険：支燃性による発火・火災に対する対応

  ③物理的な危険　　：酸素ボンベの安全な取り扱い

  ④人的エラー　　　：スタッフ教育

a. 人体における呼吸の科学的調節では、PaO_2および$PaCO_2$の変化に反応して呼吸を促進または抑制する。しかしCOPD患者では慢性的に$PaCO_2$が上昇していることから$PaCO_2$に対する反応が鈍化する一方、PaO_2に対する反応が鋭敏となり、PaO_2の急激な増加に対して過剰な呼吸抑制または呼吸停止を起こすことがある。これをCO_2ナルコーシスと呼び、COPD患者の酸素療法では投与する酸素濃度に注意が必要である。

b. 高濃度酸素（80％以上）を12時間以上吸入した場合に酸素中毒を来す（気管・気管支炎症状と胸骨下に疼痛が出現）。低出生体重児への過度の酸素投与は、未熟児網膜症の原因となる。

c. 酸素は、それ自体は燃焼しないが、燃焼を助ける支燃性がある。

d. ボンベの保管場所については、「高圧ガス保安法　第15条：貯蔵」より、ボンベの転倒防止の措置、常に温度が40℃以下であることが定められており、高温・直射日光を避けた場所に保管することが望ましい。

e. 液体酸素の温度は−183℃と超低温のため、漏れ出た液体酸素に触れると凍傷などを起こす危険性がある。

【正解　3】

＜文　献＞

　廣瀬　稔ほか　編：臨床工学講座　生体機能代行装置学　呼吸療法装置　第２版. 医歯薬出版. 2021. P81〜P92、P206

　篠原一彦ほか　編：臨床工学講座　医用機器安全管理学　第２版. 医歯薬出版. 2015. P100

◆過去５年間に出題された関連問題

　［３０回－午後－問題６６］　　［３１回－午後－問題４２］

[３４回－午前－問題６９]　正しいのはどれか。（生体機能代行装置学）
　　a. ローラポンプは回転数と流量が比例する。
　　b. ローラポンプは溶血の原因とならない。
　　c. 遠心ポンプは流量計を必要としない。
　　d. 遠心ポンプは容積型ポンプである。
　　e. 遠心ポンプは回路破裂の危険がない。

　　1. a、b　　　2. a、e　　　3. b、c　　　4. c、d　　　5. d、e

◆キーワード

ローラポンプ　遠心ポンプ

◆解　説

　血液ポンプは容積型とターボ型に大別される。ローラポンプはＵ字形または馬蹄形のポンプケーシングにチューブを取り付け、ローラをチューブに押し潰し（圧閉）ながら回転させてチューブをしごくことによってチューブ内の血液を吐出させる。ローラポンプの流量はチューブ内径、ポンプの回転数、ポンプケーシングの大きさによって決定され、ポンプ回転数と血液流量は比例する（容積型）。

　遠心ポンプは羽根車などを回転させることでポンプ内の血液に遠心力を発生させて、出口部より血液を吐出する（ターボ型）。遠心ポンプはローラポンプと異なり流路を圧閉させないため、誤ってチューブを閉塞しても回路が破裂する危険性は少ない一方、ポンプの前負荷と後負荷の影響により同じ設定回転数でも流量が変化するため流量計が必要である。

a.　ローラポンプの流量 Q は、チューブ断面積 $S[\text{m}^2]$、ポンプヘッドのローラ回転直径（レースウェイ径）$R[\text{m}]$および回転数 $N[\text{rpm}]$ から推定される。

$$S \cdot \pi R \cdot N = Q [\text{m}^3/\text{min}]$$

b.　ローラポンプではチューブを直接押しつぶして回転させるため、圧閉度調節が（オクルージョン）が必要であり、締めすぎたり緩すぎたりした場合は溶血の原因となる。

c.　遠心ポンプは流量計が必須である。

d.　遠心ポンプはターボ型ポンプであり、容積型ポンプはローラポンプなどが該当する。

e.　遠心ポンプでは流路を閉塞させないため、回路破裂の危険は低い。

【正解　2】

<文　献>

　見目恭一ほか　編：臨床工学講座　生体機能代行装置学　体外循環装置　第2版. 医歯薬出版. 2019. P25〜P34

◆過去5年間に出題された関連問題
　　[２９回－午後－問題６９]　　[３０回－午後－問題７０]　　[３１回－午前－問題６９]
　　[３２回－午後－問題６９]　　[３３回－午前－問題６９]

[３４回−午前−問題７０]　人工心肺において、成人の至適灌流量［mL/分/kg］はどれか。（生体機能代行装置学）

1.　10〜 20
2.　30〜 40
3.　60〜 80
4.　120〜140
5.　160〜200

◆キーワード

至適灌流量　灌流指数

◆解　説

　人工心肺の灌流量は体表面積（m²）や体重（kg）から求められ、体の大きさで異なる。体温が低下するほど至適灌流量は低くなるほか、体が大きくなるほど体表面積当たりの至適灌流量は減少する。

　一般に28℃前後の中程度低体温では、成人、小児、幼児では身長と体重より求められる体表面積当たりの至適灌流量は以下のように示されている。

　成人 2.3〜2.5L/分/m²　（60〜80mL/分/kg）

　小児 2.4〜2.6L/分/m²　（80〜100mL/分/kg）

　幼児 2.4〜3.0L/分/m²　（100〜120mL/分/kg）

【正解　3】

<文　献>

小野哲章ほか　編：臨床工学技士標準テキスト　第3版増補．金原出版．2019．P330

◆過去５年間に出題された関連問題

　［３１回−午前−問題７１］　　［３２回−午前−問題７３］

[３４回－午前－問題７１] 低体温体外循環に伴う生体の変化で**誤っている**のはどれか。(生体機能代行装置学)

1. 出血傾向を来しやすい。
2. 動脈圧が低下する。
3. 心房細動になりやすい。
4. 脳血流を維持する autoregulation が働く。
5. 高カリウム血症になりやすい。

◆キーワード

低体温体外循環

◆解 説

　低体温体外循環は組織の酸素消費を減少させ、全身諸臓器の保護と人工心肺の安全限界を広げる目的で行われる。しかし、低体温によって血小板機能低下、血液粘調度の増加、末梢血管抵抗が増大、不整脈の出現やカリウムの細胞内シフトが起こる。

1. 血液温度が下がると凝固線溶系が低下して出血傾向を来たしやすくなる。
2. 30℃以下の低体温では酵素活性の低下に伴うカテコラミンの効果が減弱するため動脈圧の低下も考えられる。
3. カリウムの細胞内シフトにより低カリウム血症となった場合は、刺激伝導系が障害されやすく心房細動などの頻脈性の不整脈を頻発する危険性がある。
4. 低体温では血液粘調度の増加や末梢血管抵抗の増大により、一般の臓器では正常状態より血流が減少する一方、脳では血流低下を防ぐための autoregulation 機能が働き他の臓器より血流が維持されやすい。
5. 低体温やアルカローシスでは血中カリウムの細胞内への移動が促進されるため低カリウム血症を来たしやすい。

【正解　5】

<文　献>
小野哲章ほか　編：臨床工学技士標準テキスト　第3版増補. 金原出版. 2019. P333

◆過去5年間に出題された関連問題
［３０回－午前－問題７０］

[３４回−午前−問題７２]　人工心肺を用いた体外循環中に血中カリウム濃度の上昇につながるのはどれか。
（生体機能代行装置学）

a. 赤血球液充填

b. カルシウム投与

c. インスリン投与

d. フロセミド投与

e. 代謝性アシドーシス

1. a、b　　2. a、e　　3. b、c　　4. c、d　　5. d、e

◆キーワード

血中電解質　カリウム値

◆解　説
　　人工心肺を用いた体外循環中の血中カリウム濃度は希釈や尿への排泄（フロセミドなどの利尿薬投与）、細胞内への移動により低下する。特にインスリン投与、低体温、アルカローシスでは細胞内への移動が促進され低カリウムとなる。低カリウム血症では刺激伝導系が障害されやすく頻脈性の不整脈を頻発する危険性がある。
　　一方、心筋保護液（細胞外液型）の注入直後や溶血が起こった場合、さらには濃厚赤血球液の輸血、代謝性アシドーシスでは、血中カリウム濃度が一時的に上昇するため、注意が必要である。

a. 使用する保存血の保存期間中に赤血球が少しずつ溶血し血清カリウム値が増加するため、赤血球液を充填することで血中カリウム濃度が上昇する。

b. カルシウム投与によって血中カルシウム濃度は上昇しない。

c. インスリンは骨格筋や肝細胞の Na ポンプの活性を刺激し、カリウムの細胞内へのシフトを促進させるため、低カリウムとなりやすい。

d. フロセミドは腎臓の尿細管でのナトリウムの再吸収を抑え利尿を増加させるため血中のナトリウム、血中カリウム濃度は低下する。

e. 代謝性アシドーシスでは血中カリウム濃度は上昇する。反対に代謝性アルカローシスではカリウムは細胞内に移動することによって血中カリウム濃度は低下する。

【正解　2】

<文　献>
見目恭一ほか　編：臨床工学講座　生体機能代行装置学　体外循環装置　第２版．医歯薬出版．2019．P89

◆過去５年間に出題された関連問題
［３０回−午後−問題７１］　　［３１回−午前−問題７０］　　［３２回−午前−問題７０］
［３３回−午前−問題７１］

[３４回－午前－問題７３]　ECMO について正しいのはどれか。（生体機能代行装置学）

a. 動脈-静脈 ECMO 方式が主流である。

b. 心機能の低下が高度の場合には静脈-静脈バイパスを採用する。

c. 静脈-動脈 ECMO では高流量になるほど左心室の後負荷は減少する。

d. 静脈-静脈 ECMO では送血と脱血の間の再循環が生じうる。

e. PCPS と静脈-動脈 ECMO は同じ回路構成である。

1. a、b　　　2. a、e　　　3. b、c　　　4. c、d　　　5. d、e

◆キーワード

PCPS　V-A ECMO　V-V ECMO

◆解 説

　ECMO（extracorporeal membrane oxygenation）は循環不全や重症呼吸不全に対して人工肺と血液ポンプを用いる心肺補助法である。循環補助の場合では V-A ECMO、呼吸補助では V-V ECMO が用いられ、患者からの血液の脱血部位と送血部位の違いによって目的や適応となる症例が異なる。

	V-A（静脈－動脈）ECMO	V-V（静脈－静脈）ECMO
脱血	下大静脈	下大静脈
送血	大腿動脈	上大静脈

b. 心機能の低下が高度の場合には、圧補助が必要となるため静脈－動脈（V-A）バイパスを採用する。

c. V-A（静脈－動脈）ECMO の場合、自己心の心拍出量と ECMO からの送血流量の合計が体循環血流量となる。V-A ECMO では大腿動脈から逆行性に送血となるため、高流量になるほど左心室の後負荷が増加する。

d. V-V（静脈－静脈）ECMO は脱血と送血の部位が連続した血流のある血管内であるため、ECMO 装置より送血した血液が再び脱血されて再循環（recirculation）が生じる可能性がある。

e. 経皮的心肺補助法（percutaneous cardiopulmonary support：PCPS）は遠心ポンプと人工肺で回路が構成され ECMO と同じ体外循環システムである。送血と脱血のカニューレが穿刺法にて大腿静脈と大腿動脈より挿入される。

【正解　5】

<文 献>

　見目恭一ほか　編：臨床工学講座　生体機能代行装置学　体外循環装置　第 2 版. 医歯薬出版. 2019. P229～
　　P238

◆過去５年間に出題された関連問題

　　[２９回－午前－問題７４]　　[３０回－午前－問題７２]　　[３１回－午前－問題７２]

［３４回－午前－問題７４］　血液透析によって積極的に除去すべき成分はどれか。（生体機能代行装置学）

a. アミノ酸
b. 尿　素
c. リ　ン
d. β₂-ミクログロブリン
e. アルブミン

1. a、b、c　　　2. a、b、e　　　3. a、d、e　　　4. b、c、d　　　5. c、d、e

◆キーワード

血液透析　透析液　濃度勾配　機能分類

◆解　説

　血液透析中のダイアライザ内では、血液と透析液が半透膜を介して接触しており、主に物質の濃度勾配による拡散現象によって尿毒症性物質の除去や各種電解質の是正などを行っている。

　拡散現象は「濃度の濃い溶液」から「濃度の薄い溶液」へ溶質が移動する現象であり、溶質の濃度勾配が大きいほど、溶質の分子量が小さいほど溶質が早く移動する性質がある。したがって、透析液中の溶質の濃度を調節することで、血液中に含まれている目的物質の除去量をコントロールすることができる。例えば、血液から積極的に除去したい物質は、透析液の濃度をゼロにして濃度勾配を最大にする。一方で、血液の濃度を維持したい物質は、血液と透析液の濃度を等しくして濃度勾配をゼロにすればよい。

a. アミノ酸は除去すべきではない物質であるが、分子量が70〜200 Da程度で、かつ、透析液中にも含まれていないことから拡散によって除去される。したがって、低栄養の患者では栄養障害が悪化するおそれがあるため、栄養学的なアプローチが必要である。
b. 尿素は積極的に除去すべき物質であり、透析液に含まれていない。
c. リンは積極的に除去すべき物質であり、透析液に含まれていない。
d. β₂-ミクログロブリンは積極的に除去すべき低分子蛋白質であり、透析液に含まれていない。また、β₂-ミクログロブリン（分子量：11,800 Da）のクリアランスによってダイアライザの機能分類が定められており、70 mL/min未満ではⅠ型、70 mL/min以上ではⅡ型となっている。
e. アルブミンは除去すべきではない蛋白質であり、透析液中に含まれていない。しかし、分子量が66,000 Daと大きいために、拡散では除去されにくい。一方で、近年のダイアライザはアルブミンのふるい係数によって機能分類が定められており、ふるい係数が0.03未満の蛋白非透過／低透過型（a型）と、0.03以上の蛋白透過型（b型）の製品がある。したがって、b型のダイアライザを使用するときは、アルブミンの漏出量を考慮する必要がある。

【正解　4】

<文　献>

竹澤真吾ほか　編：臨床工学講座　生体機能代行装置学　血液浄化療法装置　第2版. 医歯薬出版. 2019. P43
　〜P52
柴垣有吾ほか　編：血液浄化法に強くなる. 羊土社. 2015. P14〜P24

◆過去5年間に出題された関連問題

　［２９回－午前－問題７５］　　［３０回－午前－問題７４］

［３４回－午前－問題７５］　血液透析の回路構成として適切で**ない**のはどれか。（生体機能代行装置学）
1. 中空糸型ダイアライザ内で血液と透析液を並流になるよう流した。
2. 抗凝固薬注入ラインを血液ポンプの下流側に設置した。
3. 生理食塩液の注入ラインを血液ポンプの上流側に設置した。
4. 返血側ドリップチャンバ上部から圧ラインを引いた。
5. 返血側ドリップチャンバの下流側に気泡検知器を設置した。

◆キーワード

血液回路　向流

◆解　説

　血液透析用の血液回路は、患者の血液を体外へ取り出してダイアライザ（人工腎臓）へ導くために使用する。血液回路の種類は多岐にわたり、透析監視装置専用の血液回路や施設ごとに特注している場合もある。

　一般的な血液回路はISO規格に準拠して標準化されており、動脈側血液回路（A側回路）と静脈側血液回路（V側回路）の2つで構成されている。そして、それぞれの血液回路は次の部品で構成されている。

　動脈側血液回路は、①動脈側アクセス部、②ニードルレスアクセスポート（採血用）、③補液ライン、④ピロー、⑤ポンプセグメント部、⑥抗凝固薬注入ライン、⑦エアートラップチャンバ、⑧液面調節ライン、⑨動脈側ダイアライザ接続部などで構成されている。

　一方、静脈側血液回路は、⑩静脈側ダイアライザ接続部、⑪ニードルレスアクセスポート（薬剤注入用）、⑫エアートラップチャンバ、⑬液面調節ライン、⑭圧力モニタライン、⑮静脈側アクセス部などで構成されている。

1. 中空糸型ダイアライザは中空糸の内側を血液が通り、外側を透析液が通る。透析効率は血液と透析液の流れが同じ方向（並流：parallel flow）よりも反対方向（向流：counter current）がよい。
2. 標準化された血液回路では、抗凝固薬注入ラインは血液ポンプよりも下流側に設置されている。これは、空気の誤入防止と、血液ポンプよりも上流部の血液回路内の陰圧が解除されたときに、抗凝固薬と血液の入れ替わりを防止するためである。
3. この設問の「生理食塩液の注入ライン」は「補液ライン」を指している。補液ラインは透析時の補液や血液回路洗浄用の生理食塩液を接続するラインであるため、必ず血液ポンプよりも上流側に設置されている。
4. この設問の「返血側ドリップチャンバ」は静脈側エアートラップチャンバを指している。静脈（返血）圧力モニタラインは静脈側エアートラップチャンバの上部（空気層の部分）に設置されている。
5. 気泡検知器は静脈（返血）側エアートラップチャンバの下流側に取り付ける。

【正解　1】

<文　献>

　友　雅司ほか：透析ケア 2017 年夏季増刊（通巻 306 号）病態生理から合併症までまるっとわかる！腎臓・透析療法・透析患者の体のイラスト図鑑．メディカ出版．2002．P72～P75

◆過去5年間に出題された**関連問題**

　［２９回－午後－問題７５］

[３４回−午前−問題７６]　液の補充を必要とし**ない**治療はどれか。（生体機能代行装置学）

1. 血液濾過（HF）
2. 単純血漿交換（Pex）
3. 血液透析濾過（HDF）
4. 体外限外濾過法（ECUM）
5. 二重濾過血漿分離交換法（DFPP）

◆キーワード

補充液　拡散　限外濾過

◆解　説

　血液浄化法の原理には、拡散と限外濾過を用いた血液透析（hemodialysis；HD）のほかに、限外濾過のみを用いた体外式限外濾過法（extracorporeal ultrafiltration method；ECUM）や限外濾過に補充液を併用した血液濾過（hemofiltration；HF）、さらに、HDとHFを合わせた血液透析濾過（hemodiafiltration；HDF）などがある。

　一方で、アフェレシスの原理には、限外濾過に補充液を併用した単純血漿交換（plasma exchange；PE）や二重膜濾過血漿交換（double filtration plasmapheresis；DFPP）があり、さらに、吸着を利用した血液吸着（hemoadsorption；HA※）や血漿吸着（plasma adsorption；PA）、血球成分除去（cytapheresis；CAP）などがある。

　　※HAは直接血液灌流（direct hemoperfusion；DHP）とも呼ばれる。

1. 血液濾過（HF）は限外濾過に補充液を併用した血液浄化法である。補充液には血液濾過用補充液、または、清浄化した透析液を使用する。
2. 単純血漿交換（PE）は限外濾過に補充液を併用した血液浄化法である。補充液には新鮮凍結血漿（FFP）やアルブミン製剤を使用する。
3. 血液透析濾過（HDF）は、HDとHFを合わせた血液浄化法である。補充液には血液濾過用補充液、または、清浄化した透析液を使用する。
4. 体外限外濾過法（ECUM）は限外濾過のみを用いているため、補充液は使用しない。
5. 二重濾過血漿分離交換法（DFPP）は限外濾過に補充液を併用した血液浄化法である。補充液にはアルブミン製剤を使用するほか、新鮮凍結血漿（FFP）を使用する場合もある。

【正解　4】

＜文　献＞

小野哲章ほか　編：臨床工学技士標準テキスト　第3版増補. 金原出版. 2019. P410〜P413

竹澤真吾ほか　編：臨床工学講座　生体機能代行装置学　血液浄化療法装置　第2版. 医歯薬出版. 2019. P213〜P237

柴垣有吾　編：血液浄化療法に強くなる. 羊土社. 2015. P42〜P48、P188〜P194

◆過去5年間に出題された関連問題

[２９回−午後−問題７７]

［３４回－午前－問題７７］　腎性貧血の治療薬として用いられるのはどれか。（生体機能代行装置学）

1. 活性型ビタミンＤ
2. カルシウム拮抗薬
3. カルシウム受容体作動薬
4. 遺伝子組換えヒトエリスロポエチン
5. アンジオテンシン変換酵素阻害薬

◆キーワード

腎性貧血　エリスロポエチン

◆解　説

　腎性貧血の定義は、日本透析医学会のガイドラインでは「腎臓においてヘモグロビン（Hb）濃度の低下に見合った十分量のエリスロポエチン（EPO）が産生されないことによって引き起こされる貧血であり、貧血の主原因が腎障害以外に求められないもの」とされている。腎性貧血に対する標準治療薬は赤血球造血刺激因子製剤（ESA）であり、現在、遺伝子組み換えヒトエリスロポエチン（rHuEPO）や遺伝子組み換えエポエチンベータペゴル（CERA）などがある。

1. 活性型ビタミンＤは、腸管からカルシウムの吸収を促進させる薬剤。主に骨・ミネラル代謝異常（CKD-MBD）の治療薬として使用する。
2. カルシウム拮抗薬は、血管の筋肉に対するカルシウムの働きを抑え、血管を拡張させて血圧を下げる薬剤。主に降圧剤として使用する。
3. カルシウム受容体作動薬は、副甲状腺のカルシウム受容体に作用してPTH分泌を持続的に抑制する薬剤。主に骨・ミネラル代謝異常（CKD-MBD）の治療薬として使用する。
4. 腎性貧血に対する標準治療薬である。
5. アンジオテンシン変換酵素阻害薬は、血圧を上昇させる物質であるアンジオテンシンⅡの生成を抑えて血圧を下げる薬剤。主に降圧剤として使用する。

【正解　4】

<文　献>

　小野哲章ほか　編：臨床工学技士標準テキスト　第３版増補. 金原出版. 2019. P144～P148、P648
　日本透析医学会：2015年版 慢性腎臓病患者における慢性貧血治療のガイドライン. 日本透析医学会雑誌49.
　　2016. P80～P158
　友　雅司ほか：透析ケア2017年夏季増刊（通巻306号）病態生理から合併症までまるっとわかる！腎臓・透析療法・透析患者の体のイラスト図鑑. メディカ出版. 2002. P158～P161

◆過去５年間に出題された関連問題

　［２９回－午後－問題１４］　　［３１回－午前－問題７８］　　［３２回－午前－問題７８］
　［３３回－午後－問題７７］

1. 血液流量を低く設定する。
2. マンニトールを点滴する。
3. 短時間頻回透析を行う。
4. 低ナトリウム透析液を使用する。
5. 小面積のダイアライザを使用する。

◆キーワード

不均衡症候群　脳血液関門　浸透圧

◆解　説

　不均衡症候群は血液透析の導入時に見られる症状であり、主に尿素窒素が原因とされている。尿素窒素は分子量が60 Da と小さいうえ、細胞内外の水分へ均等に分布する特徴がある。また、基準値よりも著しく上昇した場合は血液の浸透圧に影響を及ぼす物質である。

　血液透析によって血液中の尿素窒素は速やかに除去されるが、脳組織にある脳血液関門（blood-brain barrier：BBB）の存在により、脳組織内の尿素窒素が除去されにくい状態となる。そのため、脳組織内の尿素窒素濃度が血液よりも上昇し、浸透圧の格差が起こる。浸透現象は半透膜を介して、「濃度の薄い溶液」から「濃度の濃い溶液」へ溶媒が移動する現象であるため、血液中の水分が脳組織内へ移動して脳浮腫となり、頭痛、吐き気、嘔吐などの症状を引き起こす。

　不均衡症候群を予防するには、血液中の尿素窒素の濃度を徐々に低下させる必要がある。そのためには、低効率の透析（低血液流量、短時間、膜面積の小さいダイアライザを使用するなど）を行って、1回あたりの透析量を小さくする。また、脳浮腫の対策として、グリセオールやマンニトールなどの高張液を投与するのも有効である。

1. 血液流量を低く設定して透析量を小さくする。
2. マンニトールを点滴するなど、高張液を投与する。
3. 短時間頻回透析を行って透析量を小さくする。
4. 低ナトリウム透析液は不均衡症状への対策にならない。低ナトリウム透析液を使用して急激に血液のナトリウム濃度が低下すると、相対的に血液よりも間質液のナトリウムの濃度が高くなり、浸透現象によって血液内の水分が間質液側に移動する。つまり、低血圧になる可能性が高くなる。
5. 小面積のダイアライザを使用して透析量を小さくする。

【正解　4】

＜文　献＞

柴垣有吾　編：血液浄化療法に強くなる．羊土社．2015．P74

◆過去5年間に出題された関連問題

［29回-午後-問題79］　［33回-午前-問題77］

　a. 気泡混入
　b. 血漿浸透圧
　c. 透析液エンドトキシン濃度
　d. 透析液圧
　e. 漏　血

　　1. a、b、c　　　　2. a、b、e　　　　3. a、d、e　　　　4. b、c、d　　　　5. c、d、e

◆キーワード

連続監視　気泡混入　透析液圧　漏血

◆解　説

　透析用監視装置（ベッドサイドコンソール）は血液透析を安全に実施するためにさまざまな監視装置が備わっている。連続的な監視を行っている主な項目を次に示す。

① 気泡検出器 ： 静脈側エアートラップチャンバよりも下流の血液回路に設置する。超音波センサを使用して血液回路内に混入した空気を、音響インピーダンスの変化を利用して検出する。

② 漏血検出器 ： 透析液の排液側（透析監視装置の内部）のチューブに設置されている。発光ダイオードとフォトトランジスタで構成され、透析液排液内に混入したヘモグロビンを、吸光度を利用して検出する。

③ 血液回路内圧 ： 静脈側エアートラップチャンバにある圧力モニタラインを、透析用監視装置の静脈圧接続口へ接続して静脈圧（返血圧）を測定する。センサにはストレインゲージを使用している。

④ 透析液圧 ： ダイアライザから透析用監視装置に排液される透析液の圧力を測定し、透析液の流れの状態を監視する。センサには拡散型半導体圧力センサが使用されている。

⑤ 透析液温度 ： ダイアライザへ供給する透析液の温度を監視する。センサにはサーミスタが使用されている。

⑥ 透析液電導度 ： 電解質を含んでいる透析液の電気伝導度を測定している。通常は13.5〜14.0 mS/cm 程度。

a. 気泡の混入は常時監視している。

b. 血漿浸透圧は氷点降下法や各種電解質濃度から算出する方法などを利用するため、連続的に監視することができない。

c. エンドトキシンは「試薬」を用いて検査するため、連続的に監視することができない。

d. 透析液圧は常時監視している。

e. 漏血は常時監視している。

【正解　3】

＜文　献＞

　小野哲章ほか　編：臨床工学技士標準テキスト　第３版増補. 金原出版. 2019. P404〜P405

◆過去５年間に出題された関連問題

　　［３０回－午前－問題７７］　　　［３２回－午前－問題７９］　　　［３３回－午前－問題７８］

[３４回－午前－問題８０]　力 [N] をSI基本単位で表したのはどれか。（医用機械工学）

1. kg
2. kg/m^2
3. kg/m^3
4. kg・m/s^2
5. kg・m/s^3

◆キーワード

SI基本単位　SI組み立て単位

◆解説

　単位は、数値がどのような物理量を示すかを表す記号である。例えば「力」の大きさを示すには、[N] を単位として数値に付加する。ある量と他の量の関連を合理的に示すために作られた体系を**単位系**という。現在、国際的に最も広く採用されているのは国際単位系（Le Système International d'Unités：**SI単位系**）である。

　SI単位は以下の７つの基本単位を基に構成されている。①長さの単位：[m]、②質量の単位：[kg]、③時間の単位：[s]、④電流の単位：[A]、⑤温度の単位：[K]、⑥物質量の単位：[mol]、⑦光度の単位：[cd]。

　上記のSI基本単位以外の物理量は、**SI組み立て単位**によって表すことができる。SI組み立て単位は、物理的な関係式に従って、SI基本単位を利用して導かれる。例えば、「力：F」のSI組み立て単位：[N] は、運動方程式に従って「質量」（m [kg]）と「加速度」（a [m/s^2]）の積で表すことができる。

$$F \ [\text{N}] = m \ [\text{kg}] \cdot a \ [\text{m/s}^2]$$

　等式においては左辺と右辺の単位も等しいので、「力」のSI組み立て単位 [N] は、SI基本単位の [kg]、[m] および [s] を用いて次のように表される。

$$[\text{N}] = [\text{kg} \cdot \text{m/s}^2]$$

【正解　4】

＜文献＞

嶋津秀昭ほか　著：臨床工学講座　医用機械工学　第２版. 医歯薬出版. 2020. P3～P8

◆過去５年間に出題された関連問題

　［３２回－午後－問題８０］　　［３２回－午後－問題８１］　　［３３回－午後－問題８０］

[３４回－午前－問題８１]　図のように円柱を軸方向に引っ張った際に生じる横ひずみを表すのはどれか。
ただし、破線が変形前、実線が変形後の円柱である。(医用機械工学)

1. $L_2 - L_1$

2. $\dfrac{L_2 - L_1}{L_1}$

3. $\dfrac{F}{L_2 - L_1}$

4. $D_1 - D_2$

5. $\dfrac{D_1 - D_2}{D_1}$

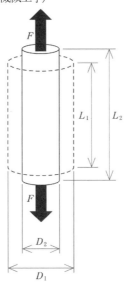

◆キーワード

ひずみ　横ひずみ

◆解　説

　物体は力が加わると変形する。元の長さに対する変形した長さの割合を「**ひずみ**」と呼ぶ。ひずみは長さと長さの比であるから、単位をもたない無次元数である。

　ある固体材料に圧縮する力を加えると材料はその力の方向に縮むが、同時に圧縮力を受ける方向と垂直な方向には材料が押し出されて膨らむ。同様に、引っ張り力を加えるとその方向に伸びる一方で、垂直な方向の長さは引き延ばされた影響で縮む。以上のように、力を負荷する方向への変形に関するひずみを**縦ひずみ**、力と垂直方向の変形に関するひずみを**横ひずみ**と呼ぶ。

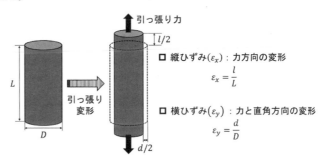

□ 縦ひずみ(ε_x)：力方向の変形
$$\varepsilon_x = \frac{l}{L}$$

□ 横ひずみ(ε_y)：力と直角方向の変形
$$\varepsilon_y = \frac{d}{D}$$

　引っ張り変形においては、引っ張り力と垂直方向の変形量は$d = D_1 - D_2$であるから、横ひずみε_yを以下のようにして求めることができる。

$$\varepsilon_y = \frac{d}{D_1} = \frac{D_1 - D_2}{D_1}$$

【正解　5】

<文　献>

嶋津秀昭ほか　著：臨床工学講座　医用機械工学　第2版. 医歯薬出版. 2020. P43～P46
馬渕清資ほか　著：臨床工学シリーズ11　医用機械工学. コロナ社. 2007. P65～P66

◆過去5年間に出題された関連問題

　[２９回－午後－問題８１]　　[３０回－午前－問題８１]　　[３２回－午前－問題８２]

　a.　平均流速 0.5 倍、円管の長さ 2 倍

　b.　粘性率 2 倍、円管の長さ 0.5 倍

　c.　平均流速 2 倍、円管の内径 2 倍

　d.　平均流速 0.25 倍、円管の内径 4 倍

　e.　粘性率 2 倍、円管の内径 2 倍

　　1. a、b　　　2. a、e　　　3. b、c　　　4. c、d　　　5. d、e

◆キーワード

レイノルズ数　層流　粘性流体

◆解　説

　円管内を血液のような粘性流体が層流で流れているとき、流れの状態（慣性の影響と粘性の影響の比率）を表す無次元数として下に示す式のように**レイノルズ数（*Re*）**が定義されている。

$$Re = \frac{\rho V d}{\mu} \tag{1}$$

ここで、ρ [kg/m³]、μ [Pa·s]、V [m/s] および d [m] はそれぞれ、流体の密度、粘性率、平均流速および円管の内径である。

a.　円管の長さは *Re* に影響しないので、式 (1) より、V が 0.5 倍の時、*Re* も 0.5 倍。

b.　円管の長さは *Re* に影響しないので、式 (1) より、μ が 2 倍の時、*Re* は 0.5 倍。

c.　式 (1) より、V が 2 倍かつ、d が 2 倍の時、*Re* は 2×2＝4 倍。

d.　式 (1) より、V が 0.25 倍かつ、d が 4 倍の時、*Re* は 0.25×4＝1 倍。つまり同じレイノルズ数。

e.　式 (1) より、μ が 2 倍かつ、d が 2 倍の時、*Re* は 2÷2＝1 倍。つまり同じレイノルズ数。

【正解　5】

<文　献>

　嶋津秀昭ほか　著：臨床工学講座　医用機械工学　第 2 版. 医歯薬出版. 2020. P95〜P98

　馬渕清資ほか　著：臨床工学シリーズ11　医用機械工学. コロナ社. 2007. P21〜P22

◆過去５年間に出題された関連問題

　[３２回－午後－問題８３]　　[３３回－午前－問題８２]

[34回－午前－問題83]　正しいのはどれか。（医用機械工学）

a. 動脈血圧のピーク値は体の部位によって異なる。
b. 血管内径が小さくなると血管抵抗は上昇する。
c. 血管に石灰化が起こると脈波伝搬速度は増加する。
d. 大動脈では動圧の値と静圧の値はほぼ等しい。
e. 動脈径が大きいほど脈波伝搬速度は増加する。

1. a、b、c　　　2. a、b、e　　　3. a、d、e　　　4. b、c、d　　　5. c、d、e

◆キーワード

ハーゲン・ポアズイユの法則　脈波伝搬速度　血圧

◆解　説

a. 動脈血圧波形は、抹消側になるほど収縮期波形が高く、狭くなる傾向がある。すなわち、体の部位によって動脈血圧のピーク値は異なる。

b. 血管の抵抗は、血流を駆動する血圧差 Δp と血流量 Q の関係式（ハーゲン・ポアズイユの法則）における $8\mu L/\pi R^4$ である。

$$\Delta p = \frac{8\mu L}{\pi R^4}Q \tag{1}$$

ここで、μ は血液の粘度、L は血管の長さ、R は血管の半径である。血管内径が小さくなると血管の抵抗は大きくなる。

c. 脈波伝搬速度 c は以下の式によって表される。

$$c = \sqrt{\frac{Eh}{\rho D}} \tag{2}$$

ここで、E は血管のヤング率、h は血管壁の厚さ、D は血管の内径、ρ は血液の密度である。血管に石灰化が起こると E は大きく（血管が硬く）なるため、式（2）より脈波伝搬速度 c は増加する。

d. 動圧は血液密度を ρ、流速を v とすると、$\rho v^2/2$ で求められる。血液密度を $1050\ \text{kg/m}^3$、大動脈の平均血流速を $0.1\sim0.4\ \text{m/s}$ とすると、動圧はおよそ $5\sim84\ \text{Pa}$ となる。一方、平均大動脈圧は $100\ \text{mmHg}$（約 $13\ \text{kPa}$）程度であるため、静圧よりも動圧が大幅に小さい。

e. 式（2）より、動脈径すなわち D が大きくなると、脈波伝搬速度は減少する。

【正解　1】

＜文　献＞

嶋津秀昭ほか　著：臨床工学講座　医用機械工学　第2版. 医歯薬出版. 2020. P89～P95

村林　俊　著：臨床工学技士のための生体物性. コロナ社. 2012. P68～P77

菅原基晃ほか　著：ME 教科書シリーズ　血液のレオロジーと血流. コロナ社. 2003. P106

◆過去5年間に出題された関連問題

[29回－午前－問題83]　　[30回－午前－問題83]　　[31回－午前－問題84]

[33回－午後－問題83]　　[33回－午後－問題85]

[３４回－午前－問題８４]　20℃で体積1000 L の物体を 75℃まで温める。この物体の体膨張係数が 0.0036 K⁻¹ であるとき、温まった物体の体積［L］に一番近いのはどれか。

ただし、圧力は一定とする。（医用機械工学）

1.　200
2.　270
3.　1200
4.　1270
5.　1340

◆キーワード

熱膨張　体膨張係数

◆解　説

物体に熱が加えられ温度が上昇するとき、微視的には物体を構成する分子や原子の間の距離が変化する。この微視的な変化は、巨視的には物体全体としての大きさ（長さおよび体積）の変化として現れる。熱膨張とは熱による大きさの変化のことで、その変化率を**熱膨張率**という。特に体積に対する熱膨張率を**体膨張率（体膨張係数）**という。

ある温度範囲で長さの変化が温度変化 ΔT に比例し、その変化が等方的かつ十分に小さいと仮定すると、体積 V の物体の熱膨張後の体積 $V + \Delta V$ は次式のように表すことができる（下図参照）。

$$V + \Delta V = V(1 + \beta \cdot \Delta T) \tag{1}$$

ここで、β は体膨張係数である。線膨張率 α と区別しておく必要がある。

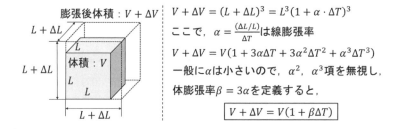

本問の場合、(1) 式において、$\Delta T = 75 - 20 = 55$ ［K］、$\beta = 0.0036$ ［K⁻¹］であるので、温まった物体の体積は

$$V + \Delta V = 1000 \text{［L］} \left(1 + 0.0036 \text{［K}^{-1}\text{］} \cdot 55 \text{［K］}\right) = 1198 \fallingdotseq 1200 \text{［L］}$$

となる。

【正解　3】

<文　献>

嶋津秀昭ほか　著：臨床工学講座　医用機械工学　第２版. 医歯薬出版. 2020. P156〜P160

◆過去５年間に出題された関連問題

［２９回－午後－問題８４］　　［３０回－午後－問題８４］　　［３１回－午後－問題８４］
［３２回－午後－問題８４］

生体組織の受動的電気特性について正しいのはどれか。（生体物性材料工学）

  a. 導電率は周波数とともに増加する。

  b. α分散は水分子の緩和現象に起因する。

  c. 皮下脂肪の導電率は筋組織よりも高い。

  d. 骨格筋は異方性を示す。

  e. インピーダンスは非線形性を示す。

  1. a、b、c   2. a、b、e   3. a、d、e   4. b、c、d   5. c、d、e

◆キーワード

生体の受動的電気特性　周波数分散　異方性　非線形性

◆解　説

　生体組織は、細胞（細胞膜と細胞内液）と細胞外液からなっており、電気的には抵抗とコンデンサの並列回路と考えることができる。その等価回路から導電率と誘電率は周波数によって変化するといえ、これを周波数分散と呼ぶ。生体組織内では、導電率としては血液が一番大きく、次は骨格筋で、脂肪が一番小さい。また周波数の増加と共に誘電率は減少し、導電率は増加する傾向を示す。

　電気的インピーダンスの周波数特性を見ると、低周波数の領域では細胞膜が効いてきてインピーダンスが大きくなり、周波数が高くなると細胞内液の特性が効いてきてインピーダンスが減少する。低周波数領域（100Hz 程度）で起きるインピーダンスの変化をα分散と呼び、イオン雰囲気が外部電界の変動に追従できなくなり、みかけの誘電率が減少するためと考えられている。

　また、生体組織は形状が等方的でなく形状異方性があるため電気的特性も異方性を示す。電界をかけると電気化学反応を起こすことが多く、電気化学反応の前後で特性が異なるという非線形性を示すことが多い。

a. 生体組織の導電率は、周波数と共に増加する。抵抗とコンデンサの並列回路と考えてもよい。

b. α分散はイオン物質（雰囲気）が外部電界の変動に追随できなくなって生じる。

c. 脂肪の導電率は、生体組織の中で一番小さく、筋組織の導電率よりは大きい。

d. 骨格筋は細長いので、電流が流れる方向によって電気的特性が異なるという異方性を示す。

e. 生体組織に電流を流すと電気化学反応を生じやすいので、反応前後で電気的特性が変化するという非線形性を示すものが多い

【正解　3】

<文　献>

中島章夫ほか　編：臨床工学講座　生体物性・医用材料工学．医歯薬出版．2010．P7～P33

◆過去5年間に出題された関連問題

　[29回－午後－問題85]　　[30回－午前－問題85]　　[32回－午前－問題85]

　[33回－午前－問題85]

［３４回－午前－問題８６］　生体軟組織について**誤っている**のはどれか。（生体物性材料工学）

　　1. 皮膚組織は粘弾性体である。

　　2. 弾性線維はコラーゲンからなる。

　　3. ポアソン比は0.5程度である。

　　4. 弾性要素と粘性要素の直並列モデルで表せる。

　　5. 外力を負荷すると時間とともにひずみが増加する。

◆キーワード

生体の機械的特性　粘弾性　ポアソン比　フォークトモデル

◆解　説

　生体組織の機械的（力学的）特性は、①変形挙動が非線形的である、②力学的異方性が存在する、③弾性と粘性が共存する粘弾性体である、などである。これらの主な原因は、生体組織が細胞以外にコラーゲン、エラスチンといった線維成分によって構成されていることである。このため、細胞や線維成分の走行方向によって力学的特性が大きく異なる（力学異方性）。また生体組織が単なる弾性体ではなく、粘性的特性も併せて持つ粘弾性体であるため、応力をかけていく場合と取り除いていく場合とでは、応力－ひずみ曲線が異なるという非線形性を呈する。これはしばしば弾性要素（ばね）と粘性要素（油圧ピストン）を組み合わせたフォークトモデルやマックスウェルモデルを用いて考察される。

　なお応力を物体に加えた場合、応力方向のひずみと応力方向と垂直な方向へのひずみの比をポアソン比というが、一般的な金属はポアソン比が0.25～0.35、ゴムなどは0.4程度であるのに対して、水分を多く含む生体組織は0.5程度である。

1. 皮膚等の生体組織は弾性と粘性が共存する粘弾性体である。

2. 弾性を有する線維物質は主に筋組織からできているが、コラーゲンを含んでいるので粘性的性質が加わる。

3. 水分を多く含む生体組織は、応力をかけたとき体積が変化せず変形するので、ポアソン比は0.5程度である。

4. 生体組織は粘弾性体なので、弾性要素と粘性要素を直列に接続したマックスウェルモデルや弾性要素と粘性要素を並列に接続したフォークトモデルで表せる。

5. 粘弾性体である生体組織に一定の応力をかけたとき、時間と共にひずみが増加していく現象が見られる。これをクリープ現象という。

【正解　2】

＜文　献＞

　中島章夫ほか　編：臨床工学講座　生体物性・医用材料工学. 医歯薬出版. 2010. P37～P43

◆過去５年間に出題された関連問題

　［３０回－午前－問題８６］　　［３１回－午後－問題８６］

［34回－午前－問題87］ 生体の磁気特性について**誤っている**のはどれか。（生体物性材料工学）

1. 生体の比透磁率は 5000 程度である。
2. 水素の原子核は磁気モーメントをもつ。
3. 神経伝導で磁界が発生する。
4. 酸素化ヘモグロビンは反磁性体である。
5. 脱酸素化ヘモグロビンは常磁性体である。

◆キーワード

生体の磁気的特性　常磁性　反磁性　磁気モーメント

◆解　説

　物質は強磁性体、反磁性体、常磁性体の3種類のいずれかに分類される。生体は反磁性体（磁場をかけたとき磁場とは逆方向に磁化する物質）や常磁性体（磁場をかけたとき磁場の方向に磁化する物質）の性質を示す。生体中で反磁性体の性質を示す物質としては、水、酸素化ヘモグロビン、フィブリン、高分子物質などがある。また生体中で常磁性体の性質を示す物質には、酸素、脱酸素化ヘモグロビンなどがある。

　水素の原子核が磁気モーメントをもっているため、生体組織を構成する細胞内外液の水分子が磁気モーメントをもつことになる。これを利用したものが MRI である。

　磁気は電流によって発生するが、同様なことが生体内でも生じ、興奮時に神経を伝搬するイオン電流により磁界が発生する。この磁界の分布を計測したものが脳磁図である。イオン電流は、いろいろな部位での活動電位よって生じる脳波と連動して変化するので、脳磁図は感覚部位の特定に役立てられている。

1. 常磁性体、反磁性体は、真空（空気）と同じ磁気的性質なので比透磁率はほぼ1である。したがって生体も反磁性体か常磁性体であるので、比透磁率は1である。
2. 水素原子核は中性子とプラスの電荷をもつ陽子によって構成されており、この中性子、陽子は固有の磁気モーメントをもつ。
3. 神経内ではイオン電流によって磁界が発生する。
4. 生体中で反磁性の性質を示す物質には、水、酸素化ヘモグロビン、フィブリンなどがある。
5. 生体中で常磁性の性質を示す物質には、酸素のほか、脱酸素化ヘモグロビンがある。

【正解　1】

＜文　献＞

中島章夫ほか　編：臨床工学講座　生体物性・医用材料工学. 医歯薬出版. 2010. P37〜P43

◆過去5年間に出題された関連問題

　［29回－午後－問題87］　［30回－午後－問題86］

［３４回－午前－問題８８］　生体組織の光特性について正しいのはどれか。（生体物性材料工学）

1. UV$_C$ は表皮での吸収が大きい。
2. 光の波長が短いほど組織深部に浸透する。
3. メラニンは紫外光よりも赤外光をよく吸収する。
4. 血液は可視光の中で赤色光の吸収が大きい。
5. 眼底での可視光の吸収はない。

◆キーワード

生体の光学的特性　ランベルト・ベールの法則　紫外光　赤外光

◆解　説

　光などの電磁波は波長によって生体に及ぼす影響が異なる。紫外線（波長 200nm〜400nm）は波長の長いほうから短いほうへ UV$_A$、UV$_B$、UV$_C$ という３領域に分けられており、UV$_C$ 紫外線は大気中で吸収され地表にはほとんど到達しない。あるいは到達しても表皮ですぐに吸収されてしまう。日焼けや皮膚がんを引き起こす紫外線は UV$_A$ か UV$_B$ である。

　可視光（400nm〜700nm）は、赤血球に含まれるヘモグロビンや皮膚のメラニンなど各種の生体色素に吸収される。

　赤外光（波長 700nm〜）、近赤外光（波長 800〜1600nm）は、水やヘモグロビンもそれらを吸収し難く、よく透過する。光ファイバ通信に使われている光波長領域でもある。

1. 紫外線のなかで最も波長の短い領域の UV$_C$ は大気でほとんど吸収されてしまい地上にはほとんど届かない。届いたとしても表皮で吸収されてしまい、体内には入り込まない。
2. 光は波長が短いほど、組織ですぐに吸収され深部には浸透しない。
3. メラニンは紫外光を吸収し、日焼けやしみの原因となる。
4. 血液中のヘモグロビンは、可視光の青緑色成分（450〜550nm）をよく吸収し赤色成分を反射するので、血液は赤く見える。
5. 眼は、眼底で可視光を吸収し、その光刺激によって神経インパルスを生み出し、像が生成される。

【正解　1】

<文　献>

　中島章夫ほか　編：臨床工学講座　生体物性・医用材料工学. 医歯薬出版. 2010. P102〜P118

◆過去５年間に出題された関連問題

　［２９回－午前－問題８７］　　［３０回－午後－問題８７］　　［３１回－午前－問題８８］
　［３２回－午前－問題８７］

医療機器の安全性試験について**誤っている**のはどれか。（生体物性材料工学）

1. 溶出物試験が行われる。
2. 医療機器安全管理責任者が行う。
3. 生物学的試験が行われる。
4. 医薬品医療機器等法で規制される。
5. 物性試験が行われる。

◆キーワード

安全性テスト　生物学的試験　医薬品医療機器等法（薬機法）

◆解　説

　生体に埋植されたり接触する医療機器や材料は、機器や材料による生体反応について安全性試験を行い、生体に悪影響を及ぼさないことを確認しなければならない。医療機器・材料の安全性試験項目は大別して、物性試験、化学的試験、生物学的試験および無菌試験がある。

　それらの試験方法は、日本工業規格（JIS）による規定や、薬機法（正式名称；医薬品、医療機器等の品質、有効性及び安全性の確保等に関する法律（医薬品医療機器等法））によって定められている。

1. 化学的試験には有害重金属や未反応の残留モノマーを含んでいないかを調べるというような材質試験と、水やアルコールに機器を一定時間浸し、溶け出した物質に有害物がないかということを調べる溶出物試験がある。
2. 安全性試験は、特に医療機器安全管理者が行うこととは規定されていない。安全管理責任者の指導のもとに誰もが行うことができる。
3. 医療機器の安全性試験では生物学的試験が最も大切である。医療機器・器具が生体と接触する部位、期間により検査項目が細かく規定されている。試験項目のなかでも細胞毒性試験、感作性試験、刺激性/皮内反応性試験は、ほとんどの機器で必須となっている
4. 試験方法は薬機法「医薬品、医療機器等の品質、有効性及び安全性の確保等に関する法律(医薬品医療機器等法)」で規制されている。
5. 医療機器・器具の硬さ、弾性、延性などの機械的特性を調べる。引張試験や衝撃試験、硬度試験によって調べられる。

【正解　2】

<文　献>

中島章夫ほか　編：臨床工学講座　生体物性・医用材料工学. 医歯薬出版. 2010. P203～P220

堀内　孝ほか　編：臨床工学シリーズ　医用材料工学. コロナ社. 2006. P99～P110

生駒俊和ほか　編：臨床工学講座　関係法規. 医歯薬出版. 2021. P31～P42

◆**過去５年間に出題された関連問題**

[３０回－午前－問題８９]　　[３１回－午後－問題８８]　　[３２回－午後－問題８８]

[３３回－午後－問題８８]

[３４回－午前－問題９０] 化学結合の強さの順番で正しいのはどれか。（生体物性材料工学）

1. 金属結合＞ファンデルワールス結合＞共有結合

2. ファンデルワールス結合＞共有結合＞金属結合

3. 共有結合＞ファンデルワールス結合＞金属結合

4. 金属結合＞共有結合＞ファンデルワールス結合

5. 共有結合＞金属結合＞ファンデルワールス結合

◆キーワード

共有結合　イオン結合　金属結合　ファンデルワールス結合

◆解　説

３１回－午後－問題９０と全く同じ問題である。

共有結合は最外殻の電子を共有することによって生ずる結合、イオン結合はイオン化した原子や分子間のクーロン力による結合、金属結合は電子を放出して陽イオンとなった原子がその周りを動く自由になった電子（自由電子）によって生じるクーロン力による結合である。これら３種類の結合を一次的結合と呼ぶ。このなかでは、電子やイオンによる原子の束縛具合の違いによって、結合の強さは、共有結合＞イオン結合＞金属結合の順となる。

また電気陰性度の大きな原子、例えば酸素原子が正の電荷をもった水素原子を媒介として他の原子と静電気力によって結ばれる結合を水素結合という。電荷をもたない分子が、分子間に働くファンデルワールス力によって生ずる結合をファンデルワールス結合という。これらは一次的結合よりも原子・分子間に働く力が弱く結合が弱いので二次的結合と呼んでいる。なかでもファンデルワールス結合が一番働く力が小さく結合は弱い。

以上から、結合の強さは、共有結合＞イオン結合＞金属結合＞水素結合＞ファンデルワールス結合の順となる。

【正解　5】

<文　献>

中島章夫ほか　編：臨床工学講座　生体物性・医用材料工学. 医歯薬出版. 2010. P170～P172

堀内　孝ほか　編：臨床工学シリーズ　医用材料工学. コロナ社. 2006. P111～P126

◆過去５年間に出題された関連問題

［２９回－午前－問題９０］　［３１回－午後－問題９０］

第34回臨床工学技士国家試験

午後問題解説

[３４回－午後－問題１] 院内感染の標準予防策として正しいのはどれか。（医学概論）

1. 患者の常在菌保有率の検査
2. 院内感染発生に関する患者説明会の開催
3. 電子カルテによる感染症データの一元化
4. 院内感染した職員の診療記録の全職員への開示
5. 感染リスクの分類に基づく医療器材の消毒滅菌

◆キーワード

院内感染　標準予防策（スタンダードプリコーション）

◆解　説

　院内感染とは、市中感染とは異なり、入院後（一般的には48時間以降）新たに発症した感染症を指す。感染連鎖は、①病原体の存在（十分なビルレンスと量）、②病原体を保有する宿主、③病原体の排出口、④感染経路、⑤病原体の侵入門戸、⑥感受性を有する宿主等が関連して起こるとされる。

　医療施設内には、易感染患者も多く、全ての患者に標準的に適応される感染対策を標準予防策（スタンダードプリコーション）といい、特定感染のみに対して付加されるものを感染経路別予防策（空気感染に対するN95マスク着用など）という。

　標準予防策（スタンダードプリコーション）の項目には、①手指衛生、②個人防護具、③呼吸器衛生（咳エチケット）、④環境整備、⑤血液媒介病原体対策、⑥患者の病室、⑦布製品の取り扱い、⑧安全な注射処置、⑨腰椎処置の際の感染対策、⑩患者ケア用の機器および器具・器材があげられている。

1. 常在菌は、ほとんどが無害で皮膚と共存状態にあり、他の一過性微生物の侵入を防いでいる。常在菌が減じると、一過性微生物によって感染を引き起こす可能性はあるが、保有率の検査は標準予防策に含まれていない。
2. 院内感染が起こった場合、厚生労働省による院内感染サーベイランス事業における報告や、感染対策の一環としての報告はなされるが、患者説明会を開催する義務はない。
3. 医療法における院内感染対策の一環としてデータを一元化することはあるが、標準予防策には含まれていない。
4. 診療記録は個人情報であり、開示請求できる対象は、患者本人や親族（遺族）、法定代理人などに限定されるため、全職員への開示は行われない。
5. 医療器材は、E.H.Spaulding分類に基づき、適切な消毒滅菌を行う必要があり、これは上記⑩患者ケア用の機器および器具・器材に当たる。

【正解　5】

<文　献>

小野哲章ほか　編：臨床工学技士標準テキスト　第３版増補．金原出版．2019．P718～P725
医療情報科学研究所　編：公衆衛生がみえる 2020－2021．メディックメディア．2020．P287、P310～P312

◆過去５年間に出題された関連問題

［２９回－午後－問題２２］　［３０回－午後－問題２３］　［３２回－午前－問題２３］
［３３回－午後－問題２２］

[３４回－午後－問題２]　疾病とその原因となる作業との組合せで**誤っている**のはどれか。（医学概論）

1. 難　聴 ———— 騒音下での作業
2. 眼精疲労 ———— VDT 作業
3. 減圧症 ———— 高圧線保守作業
4. じん肺 ———— 鉱山掘削作業
5. 振動障害 ———— 削岩機作業

◆キーワード

職業性疾病

◆解　説

　生活環境は健康と密接な関係にあり、大きな影響を与えている。物理的環境要因である大気、放射線、騒音や振動は大きく健康に関与しており、さらには水、廃棄物、住居、公害、食品なども関係している。

1. 騒音下の作業では130 [dB] になると、耳に疼痛を感じ、鼓膜損傷のおそれがあるとされる。また、85 [dB] 以上の騒音に繰り返し長期間暴露されると騒音性難聴が起こるとされる。
2. VDT（情報機器）作業では、長時間に及ぶと眼精疲労、視力低下、ドライアイ、筋骨格系への負担、頸肩腕障害、抑うつ気分などを引き起こすとされる。
3. 減圧症は、潜水による高圧環境から浮上することで、急激に減圧されるために起こるとされる。
4. じん肺とは、主に石綿を肺に吸入してしまうことにより発症する呼吸器疾患であり、以前は鉱山作業員や建築現場作業員に多く発症したとされる。
5. 振動障害は、削岩機作業によって手指の白色化（レイノー）現象を主とする末梢循環障害、手指の痺れ、感覚鈍麻などの末梢神経障害、握力低下、関節の痛みなどの運動機能障害であり、労働衛生における健康診査項目がある。

【正解　3】

<文　献>

小野哲章ほか　編：臨床工学技士標準テキスト　第３版増補. 金原出版. 2019. P35〜P36
医療情報科学研究所　編：公衆衛生がみえる 2020－2021. メディックメディア. 2020. P374〜P389

◆過去5年間に出題された関連問題

　該当なし

[３４回－午後－問題３]　酵素について**誤っている**のはどれか。(医学概論)

1. 触媒の一種である。
2. 基質は酵素が作用する物質を示す。
3. 体内での至適温度は25℃付近である。
4. 酵素ごとの至適 pH が存在する。
5. タンパク質で構成される。

◆キーワード

酵素　触媒

◆解　説

酵素は以下のように説明できる。

- 生体内のさまざまな化学反応を円滑に進めるための触媒（化学反応を円滑に進めるための手助けとなる）として働く。
- 本体はタンパク質で構成されている。
- 水溶性ビタミンの多くは生体内で変換されて補酵素として働く。

性質には以下が挙げられる。

①基質特異性
- 酵素とその働く対象である基質は鍵と鍵穴の関係にあり、１対となることが基本である。
- 基質に対して働く酵素は数種類ある。(例：デンプンに対するアミラーゼとプチアリン)

②至適温度・至適 pH
- 基本的に酵素は生体中の pH（＝7.40±0.05）付近、体温（＝37.0［℃］）付近で最も活性が高くなる。
- 至適 pH に関しては、酵素の種類や働く場所によって、異なる値となることもある。(例：胃液中のペプシン)

③基質濃度と反応速度（ミカエリス・メンテンの式）
- 基本的に基質濃度が増えると反応速度は速くなる。
- ある一定の基質濃度以上となっても、反応速度が上昇しない最大速度が存在する。

【正解　3】

<文　献>

小野哲章ほか　編：臨床工学技士標準テキスト　第３版増補. 金原出版. 2019. P100

◆過去５年間に出題された関連問題

　［２９回－午前－問題４］　　［３３回－午前－問題３］

　1. 発　赤

　2. 発　熱

　3. 掻痒感

　4. 疼　痛

　5. 機能障害

◆キーワード

炎症

◆解　説

　炎症は、生体に加わる刺激に対する反応であり、生体防御反応であるといえる。そして、炎症によって障害された組織は刺激を排除し、修復へと進む。

　炎症の代表的症状は、発赤、発熱、腫脹、疼痛であり、これを炎症の四徴いう。これに局所の機能障害を含めて五徴ともいう。

3. 掻痒感とは、皮膚などの痒みを自覚することを指し、アレルギー性皮膚炎や蕁麻疹、皮膚の乾燥などで多く見られる症状であるが、炎症の代表的な症状ではない。

【正解　3】

<文　献>

小野哲章ほか　編：臨床工学技士標準テキスト　第３版増補. 金原出版. 2019. P88

渡辺照男　編：カラーで学べる病理学　第５版. ヌーヴェルヒロカワ. 2019. P54

◆過去５年間に出題された関連問題

　該当なし

a. 細胞膜は主にフィブリンで構成される。

b. ゴルジ装置はATP産生を担う。

c. リボゾームはタンパク合成を担う。

d. リソソームは物質を分解処理する。

e. 核はDNAを含む。

1. a、b、c　　　2. a、b、e　　　3. a、d、e　　　4. b、c、d　　　5. c、d、e

◆キーワード

細胞小器官

◆解　説

　人体は約60兆個の細胞（基本単位）からなり、個々の細胞はその部位や器官によってさまざまな形状を示す。

　細胞質は厚さ7〜10[nm]の細胞膜（形質膜）でおおわれている。細胞膜は親水性のリンと疎水性の脂質の二重層となって構成され、電気絶縁性が高い。

　核は染色体と核小体が核膜によっておおわれている。細胞質の中には細胞小器官があり、核とともに以下のような働きがある。

器官	役割・特徴
染色体	デオキシリボ核酸（DNA）であり、2重らせん構造を有し、遺伝情報を含む。 人体の染色体は23対46本が正常であり、異常となると先天性疾患を生じる。
核小体	リボ核酸（RNA）であり、リボゾームと連携し、タンパク質合成を行う。
滑面小胞体	脂質合成・Caイオン貯蔵を行う。
リボゾーム	RNAと連携して、タンパク質合成を行う。
ミトコンドリア	ミトコンドリアはブドウ糖から人体の生命活動のエネルギー源であるATP（アデノシン三リン酸）を作り出す重要な細胞小器官である。 ミトコンドリアがATPを作り出すのには条件があり、それは好気性環境ということである。もし以上の条件を満たさない場合、嫌気的環境においてブドウ糖は乳酸となり、ミトコンドリアが作り出すATPの5〜7[%]　程度と効率、量ともに少なくなってしまい、生命活動が維持できない。
中心（小）体	細胞分裂の際に、誘導を行う。
リソソーム	不要物質の加水分解を行う。
ゴルジ装置	各種分泌物質の合成・貯蔵を行う。

【正解　5】

＜文　献＞

小野哲章ほか　編：臨床工学技士標準テキスト　第3版増補. 金原出版. 2019. P37、P63

◆過去5年間に出題された関連問題

［２９回－午後－問題２］　　［３１回－午前－問題６］

 1. 右主気管支は左主気管支よりも短い。

 2. 中葉は右肺に存在する。

 3. 肺胞でガス交換が行われる。

 4. 気管は食道の背側を走行する。

 5. 胸膜腔は壁側胸膜と臓側胸膜に囲まれている。

◆キーワード

呼吸器系の構造

◆解　説

 呼吸器系は、鼻腔から始まり、気管入口までの上気道、それより末梢の下気道に分類され、ガス交換を行う器官である。

1. 主気管支は、心臓（心尖部）が左側に偏位していることに伴い、左主気管支の方が右よりも細長く、気管を中心とした分岐角度も大きい。このため、誤嚥などの際には、右主気管支に入ることが多い。

2. 肺の区域は左が２葉（上・下）、右が３葉（上・中・下）に分かれる。

3. 呼吸細気管支および肺胞では毛細血管との接触によるガス交換が行われる。

4. 気管は食道の前側を走行している。

5. 胸膜は肺の表面を覆う肺胸膜（臓側胸膜）と胸壁内面を覆う壁側胸膜からなり、肺門近くで融合して胸膜腔を形成する。

【正解　４】

＜文　献＞

小野哲章ほか　編：臨床工学技士標準テキスト　第３版増補.　金原出版.　2019.　P48〜P49

堀川宗之　著：臨床工学ライブラリーシリーズ３　エッセンシャル解剖・生理学　改訂第３版.　秀潤社.　2020.
 P129〜P132

医療情報科学研究所　編：病気がみえる Vol.4 呼吸器　第３版.　メディックメディア.　2018.　P2〜P11

◆過去５年間に出題された関連問題

 ［２９回－午前－問題７］　　［３２回－午前－問題６］　　［３３回－午前－問題７］

　a. 洞房結節と房室結節の間にヒス束がある。

　b. プルキンエ線維は主に心室筋の収縮を担う。

　c. P波は心房筋の興奮を表す。

　d. 心房細動ではP波を認めない。

　e. QRS波とともに拡張期が始まる。

　　1. a、b、c　　　2. a、b、e　　　3. a、d、e　　　4. b、c、d　　　5. c、d、e

◆キーワード

刺激伝導系　心電図

◆解　説

　心臓の拍動は、洞房結節(洞結節)から始まる刺激伝導系によって起こる。心筋の活動電位を記録したものが心電図(P波→QRS波→T波の順)である。

　刺激伝導系は、洞房結節(洞結節)→房室結節→ヒス束→脚(右脚・左脚前枝・左脚後枝)→プルキンエ線維の順に電流が流れる経路を指す。洞房結節は、右房高位に存在し、房室結節・ヒス束・脚は心房・心室中隔に存在し、プルキンエ線維は心室筋に分布している。

　心電図は、洞房結節からの刺激により心房筋の興奮(脱分極)を記録したものがP波となり、プルキンエ線維へ電流が流れたことによる心室筋の興奮(脱分極)がQRS波である。T波は心室筋の再分極を表す。

　心周期では、房室弁が閉じ、心室内圧が上昇した後、動脈弁が開放され、血液が駆出される期間を収縮期といい、それ以外を拡張期という。心電図ではR波〜T波下行脚までが該当する。

d. 心房細動では、心房筋の無秩序な興奮による細動波が記録されるため、P波は認めない。

【正解　4】

＜文　献＞

　小野哲章ほか　編：臨床工学技士標準テキスト　第３版増補. 金原出版. 2019. P54〜P55

　医療情報科学研究所　編：病気がみえる Vol.2 循環器. メディックメディア. 2008. P3、P9、P30、P78〜P79

◆過去５年間に出題された関連問題

　［２９回－午前－問題８］　　［３２回－午前－問題７］

　　1．プロラクチン ──────── 副甲状腺
　　2．グルカゴン ──────── 膵　臓
　　3．成長ホルモン ──────── 下垂体
　　4．エリスロポエチン ──────── 腎　臓
　　5．サイロキシン ──────── 甲状腺

◆キーワード

内分泌器官　分泌ホルモン

◆解　説

主な内分泌臓器、分泌ホルモンおよび、その作用は以下の通りである。

内分泌臓器		ホルモン	主要作用
下垂体	前葉	成長ホルモン	身体成長促進・血糖上昇
		プロラクチン	乳汁分泌促進
		卵胞刺激ホルモン	エストロゲン分泌促進
		黄体形成ホルモン	プロゲステロンやテストステロンの分泌促進
		甲状腺刺激ホルモン	甲状腺ホルモンの分泌
		副腎皮質刺激ホルモン	副腎皮質ステロイドホルモンの分泌
	後葉	抗利尿ホルモン（バソプレシン）	水分の再吸収促進
		オキシトシン	子宮筋の収縮（分娩時）
松果体		メラトニン	体内時計調整（夜間増加）
甲状腺		トリヨードサイロニン・サイロキシン	代謝亢進
		カルシトニン	血漿カルシウムイオン濃度低下
副甲状腺（上皮小体）		パラソルモン	血漿カルシウムイオン濃度増加
心臓		心房性ナトリウム利尿ペプチド	ナトリウム再吸収抑制、血管拡張
膵臓	α細胞	グルカゴン	血糖値上昇
	β細胞	インスリン	血糖値低下
副腎	皮質	アルドステロン	ナトリウム・水再吸収増大
		コルチゾール	血糖値上昇
	髄質	アドレナリン	心機能亢進、血糖値上昇、解糖・脂質分解促進
		ノルアドレナリン	末梢血管収縮、血圧上昇、脂質分解促進
腎臓		レニン	アンギオテンシンⅠ産生
		エリスロポエチン	赤血球生成誘発・成熟
卵巣	卵胞	エストロゲン	子宮内膜増殖、排卵促進
	黄体	プロゲステロン	黄体形成、排卵抑制
精巣		テストステロン（アンドロゲン）	蛋白合成（筋）

【正解　1】

<文　献>

小野哲章ほか　編：臨床工学技士標準テキスト　第３版増補．金原出版．2019．P67～P68

堀川宗之　著：臨床工学ライブラリーシリーズ３　エッセンシャル解剖・生理学　改訂第３版．秀潤社．2020．
　　P206～P216

◆過去５年間に出題された関連問題

　　［２９回－午後－問題8］　　［３２回－午後－問題9］　　［３３回－午後－問題8］

1. クレアチニンクリアランスは低下する。
2. 染色体の一部（テロメア）が短くなる。
3. 胃酸の分泌は低下する。
4. 血圧の調節機能が低下する。
5. 蝸牛の有毛細胞が増える。

◆キーワード

加齢　生理的老化　病的老化

◆解　説

　老化は、あらゆる生物に共通する加齢によって生じる臓器の機能低下を指し、程度により生理的老化と病的老化に分けられる。老化そのものは病気とはいえないが、寿命が延びることに伴うさまざまな要因により臓器の機能低下が生理的範疇を超えることで病的老化として現れることになる。老化現象は生理的ではあるが、さまざまな老化以外の因子が加わることで病気（特に血管病や発癌）になるともいえる。

　老化現象は細胞の機能低下であり、老化した細胞は増殖力が弱く、細胞としての活力が低下するため、さまざまな刺激に対する抵抗力も弱まってしまい、細胞死を免れなくなる。

1. 腎臓は効率のよい濾過をするために高い血圧にさらされているが、加齢により血管硬化が起こると、血流が悪くなり、腎実質減少や間質の線維化が進行する。これにより尿細管機能も低下し、クリアランスの低下から腎不全（特に脱水時）へ移行しやすい。
2. テロメアとは、テロメアーゼという酵素により合成・維持される染色体末端部にある６つの塩基配列であり、細胞分裂のたびに短くなる。テロメアーゼ活性が低下し、テロメアが限界に達すると、細胞の老化が起こる。
3. 細胞は恒常性を維持するために、絶えずDNA・RNA・リボソームが関与して、アミノ酸から必要なタンパク質を作り出している。必須アミノ酸を除くと、消化管に入ってきたタンパク質は消化酵素により代謝・分解されて細胞内取り込まれ、さまざまなタンパク質合成に利用される。老化が起こると、消化酵素の分泌が減少し、代謝が落ちる。
4. 血圧は循環血液量や末梢血管抵抗により変動するものであるが、臓器への血液供給は一定の圧力が必要になる。これを調節するのが血管平滑筋と血管内皮細胞であり、老化により調節機能が低下し、弾力を失う。これを動脈硬化症といい、老化現象の代表格といえる。
5. 聴覚器の最深部である蝸牛には有毛細胞があり、これが脱分極することで、脳へ聴覚信号を伝達している。老化によって有毛細胞が減少するため、難聴を来す場合もある。

【正解　5】

<文　献>

　渡辺照男　編：カラーで学べる病理学　第５版．ヌーヴェルヒロカワ．2019．P122～P130

◆過去５年間に出題された関連問題

　該当なし

［３４回－午後－問題１０］　創傷治癒の過程について正しいのはどれか。（臨床医学総論）

1. 炎症反応が始まると毛細血管の透過性は亢進する。
2. 出血に対しては好中球が凝集し止血する。
3. 上皮細胞は受傷直後に創部を覆いつくす。
4. 赤血球が肉芽を形成する。
5. 血管内皮細胞が壊死組織を貪食する。

◆キーワード

創傷治癒　炎症　止血

◆解　説

　損傷を受けた組織は炎症、細胞増殖、組織再構築の過程を経て修復される。創傷治癒の過程は炎症期、増殖期、成熟期の３段階に分類される。

1. 炎症初期には傷害された細胞や血小板から放出されたメディエーターが放出されることにより血管透過性が亢進する。
2. 血管が損傷すると血管内皮下のコラーゲンが露出し、von Willebrand 因子を介して血小板の活性化および凝集が始まる。
3. 増殖期に上皮細胞は扁平化し、シート状に結合して創部をおおいつくす。
4. 肉芽は線維芽細胞と新生毛細血管、炎症性細胞、膠原繊維からなる。
5. 壊死組織を貪食するのは主にマクロファージである。

【正解　1】

<文　献>

小野哲章ほか　編：臨床工学技士標準テキスト　第３版増補. 金原出版. 2019. P85、P569〜P570
篠原一彦ほか　編：臨床工学講座　臨床医学総論　第２版. 医歯薬出版. 2020. P242〜P243

◆過去５年間に出題された関連問題

［２９回－午後－問題１０］　　［３１回－午後－問題１０］　　［３２回－午後－問題１０］
［３３回－午前－問題１０］

a. 意識混濁が起こりやすい。

b. 高熱がでやすい。

c. 咳症状が顕著である。

d. 食事量に変化はない。

e. 予後が不良である。

1. a、b　　　2. a、e　　　3. b、c　　　4. c、d　　　5. d、e

◆キーワード

感染性肺炎　高齢者

◆解　説

　病原性細菌の感染によって発生する肺実質の炎症性疾患であり、同時に気管支炎も併発する。高齢者では、上気道分泌物の下気道への流入により、頻回に起こる。そのため、原因菌として最も多い肺炎球菌に対するワクチン接種が推奨されている。

a. 感染初期から意識障害は起こりやすい。

b、c. 炎症反応が乏しい場合、発熱と咳嗽がみられないことがある。

d. 高齢者の肺炎では、ADL の低下、食欲不振、失禁などの症状を呈する場合がある。

e. 高齢者の肺炎の死亡率は23〜25％であり、予後は不良である。

【正解　2】

<文　献>

　小野哲章ほか　編：臨床工学技士標準テキスト　第３版増補. 金原出版. 2019. P578

　巽浩一郎ほか　監：病気がみえる vol.4 呼吸器　第３版. メディックメディア. 2018. P126〜P133

◆過去５年間に出題された関連問題

　該当なし

低血圧に関連する病態はどれか。（臨床医学総論）

a. 脱　水
b. アジソン病
c. 褐色細胞腫
d. 原発性アルドステロン症
e. 心タンポナーデ

1. a、b、c 　　 2. a、b、e 　　 3. a、d、e 　　 4. b、c、d 　　 5. c、d、e

◆キーワード

低血圧　脱水　副腎皮質ホルモン　副腎髄質ホルモン

◆解　説

　低血圧症とは収縮期血圧が 100 mmHg 未満のことをいい、原因の明らかでない本態性低血圧症と基礎疾患の部分症状として起こる二次性低血圧症がある。

a. 体液量が減少することにより循環血漿量の減少が起こり低血圧となる。
b. 副腎皮質組織の破壊によって起こる副腎皮質機能低下症である。アルドステロンの分泌低下による血清ナトリウム濃度の低下から低血圧となる。
c. カテコールアミン産生腫瘍であり、副腎髄質原発のことが多い。カテコールアミンの分泌過剰により高血圧となる。
d. 副腎皮質の腺腫や過形成などによるアルドステロンの過剰分泌によって起こるナトリウムの再吸収が亢進することにより体液量が増加し高血圧となる。
e. 心嚢腔の貯留液が増加して心臓を圧迫し、心拍出量が低下することで低血圧となる。

【正解　2】

＜文　献＞

　小野哲章ほか　編：臨床工学技士標準テキスト　第３版増補. 金原出版. 2019. P553、P628～P629
　篠原一彦ほか　編：臨床工学講座　臨床医学総論　第２版. 医歯薬出版. 2020. P78～P79

◆過去５年間に出題された関連問題

　［３０回－午後－問題１５］　　［３１回－午前－問題１３］　　［３３回－午前－問題１６］

［３４回－午後－問題１３］　大動脈弁狭窄症について**誤っている**のはどれか。（臨床医学総論）
1. 拡張期雑音を聴取する。
2. 失神の原因となる。
3. 高齢化とともに増加している。
4. 左室肥大を来たす。
5. 経カテーテル大動脈弁置換術（TAVI）による治療が増加している。

◆キーワード

大動脈弁狭窄症　心不全　TAVI

◆解　説

　大動脈弁の形態異常に伴い弁狭窄を生じている疾患である。病因としては動脈硬化性病変、リウマチ性病変、先天性二尖弁の加齢による石灰化、退行変性（老人性）などがある。狭窄病変は後負荷となり、進行すると狭心症、失神や呼吸困難などの心不全症状を呈する。心不全に陥ると急激に進行して死亡することがあるため、心不全症状を認める症例は手術の絶対的適応となる。

　（主な心不全症状）
・狭心症
・失神やめまい
・易疲労性
・息切れ、呼吸困難

1. 収縮期の左室から大動脈への血液流出障害のため収縮期雑音を認める。拡張期雑音は認めない。
2. 進行すると失神などの心不全症状を呈する。
3. 病因として退行変性（老人性）があり高齢化とともに増加している。
4. 左室の圧負荷により求心性肥大となる。
5. TAVI は開胸手術や心停止をすることなく、カテーテルで人工弁を大動脈弁輪に装着固定する低侵襲な治療法である。そのため、近年急速に普及しつつある。

【正解　1】

<文　献>
小野哲章ほか　編：臨床工学技士標準テキスト　第３版増補. 金原出版. 2019. P614〜P616
篠原一彦ほか　編：臨床工学講座　臨床医学総論　第２版. 医歯薬出版. 2020. P96〜P97

◆過去５年間に出題された関連問題
［２９回－午後－問題１３］　　［３２回－午前－問題１３］　　［３３回－午後－問題１３］

[３４回－午後－問題１４] バセドウ病において低下するのはどれか。（臨床医学総論）

a. 食 欲
b. 脈拍数
c. 体 重
d. 甲状腺刺激ホルモン
e. 甲状腺ホルモン

1. a、b 2. a、e 3. b、c 4. c、d 5. d、e

◆キーワード

甲状腺 バセドウ病

◆解 説

　バセドウ病とはびまん性甲状腺腫を伴った甲状腺機能亢進症であり、甲状腺に対する自己抗体を認める自己免疫疾患である。甲状腺濾胞細胞の TSH 受容体に対する抗体により甲状腺が刺激され、甲状腺ホルモン（T_3、T_4）が過剰に産生され分泌される。

a. 消化管からの糖の吸収が促進し蠕動運動が亢進するため、食欲は増進する。
b. アドレナリンの β 受容体を介する作用を亢進させ、心収縮力と心拍数を増加させる。
c. 代謝が亢進し体重は減少する。
d.　e. T_3、T_4 の分泌は下垂体前葉から分泌される甲状腺刺激ホルモン（TSH）によって促進され、T_3、T_4 の血中濃度が一定の濃度に達するとネガティブ・フィードバック（NF）により TSH の分泌は抑制される。したがって、バセドウ病では NF により下垂体前葉からの TSH の分泌は抑制されるが、T_3、T_4 の分泌は過剰なままである。

【正解　4】

<文 献>

篠原一彦ほか　編：臨床工学講座　臨床医学総論　第2版. 医歯薬出版. 2020. P126～P127
巽浩一郎ほか　監：病気がみえる vol.3 糖尿病・代謝・内分泌　第 5 版. メディックメディア. 2019. P244～P249

◆過去５年間に出題された関連問題

[３２回－午後－問題１５]

発症時に激しい頭痛を伴うことが多いのはどれか。（臨床医学総論）

1. アテローム血栓性脳梗塞
2. 心原性脳塞栓症
3. ラクナ梗塞
4. 脳出血
5. くも膜下出血

◆キーワード

頭痛　くも膜下出血　脳梗塞

◆解　説

　頭痛には、ありふれた頭痛である機能性頭痛（緊張型頭痛や片頭痛など）と放置すると重大な身体障害に至る病的な頭痛がある。病的な頭痛には、くも膜下出血、脳腫瘍、髄膜炎などがある。

1. 動脈壁に沈着したアテロームによって血管が狭小化し、梗塞が起こる。
2. 心房細動などの不整脈や弁膜症などの心疾患により心腔内にできた血栓が脳血管に飛び梗塞を起こす。
3. 持続性の高血圧により穿通枝に閉塞が起こり、基底核や視床、大脳白質、橋などに小さな梗塞を起こす。
4. 高血圧により血管壁に変性が起こり、壁が破綻して出血を起こす。
5. 脳動脈瘤の破綻や脳動静脈奇形の破綻により出血し、くも膜下に出血が広がる。典型的な症状としてこれまで経験したことのない非常に激しい頭痛が起こる。

【正解　5】

＜文　献＞

　小野哲章ほか　編：臨床工学技士標準テキスト　第３版増補．金原出版．2019．P693～P696
　篠原一彦ほか　編：臨床工学講座　臨床医学総論　第２版．医歯薬出版．2020．P220～P221、P224～P226

◆過去５年間に出題された関連問題

　　［３３回－午後－問題１５］

[３４回－午後－問題１６]　肺結核症について正しいのはどれか。（臨床医学総論）
1. 患者周辺では接触感染予防策を講じる。
2. 健常人は感染しても発症しない。
3. 喀痰塗抹検査は３日連続で行う。
4. １種類の薬物で治療する。
5. 五類感染症に指定されている。

◆キーワード

肺結核症　飛沫核感染　喀痰塗抹検査

◆解　説
　結核菌群による呼吸器感染症であり、主な感染経路は飛沫核感染である。2000 年以降、新登録結核患者数と喀痰塗抹陽性肺結核患者数は減少しているが、結核による年間死亡者数は感染症を原因とする死亡のなかで最多であり、依然としてわが国最大の感染症であるといえる。多剤耐性結核の発生や高齢者の結核の再発、自然感染率の低下による若年者の感染、HIV 感染症との合併などが課題となっている。

1. 感染予防には飛沫核感染予防策（医療従事者では N95 マスクの着用や患者の陰圧個室への収容など）が必要である。
2. 結核菌に曝露したうちの 30％に肺への定着（初感染）が起こり、そのうちの５％は６か月～２年以内で発症（一次結核症）することが多い。また、初感染で自然治癒したうちの５％は、数年～数十年後に宿主の免疫能が低下した際に再燃（二次結核症）することもある。
3. 喀痰塗抹検査の抗酸菌の陽性率は高くないため、喀痰の採取は３日連続（３回）行うのが基本である。
4. 結核菌にはどの薬剤に対しても一定の確率で耐性菌が存在するため、感受性の高い薬剤を数種類併用して投与する。
5. 結核は二類感染症に指定されている。

【正解　3】

＜文　献＞

柳川　洋ほか　編著：社会環境と健康　公衆衛生学　2021 年版. 医歯薬出版. 2021. P87～P94
巽浩一郎ほか　監：病気がみえる vol.4 呼吸器　第３版. メディックメディア. 2018. P102～P111

◆過去５年間に出題された関連問題
　　[３０回－午後－問題１７]　　[３２回－午後－問題１１]　　[３３回－午前－問題１２]

尿路結石の診断や治療適応の判断に用いられ**ない**画像検査はどれか。（臨床医学総論）

1. 腹部超音波検査
2. 単純Ｘ線検査
3. 点滴静注腎盂造影法
4. 腹部CT検査
5. 腎動脈造影法

◆キーワード

尿路結石　画像検査

◆解　説

　尿路結石症とは尿路（腎、尿管、膀胱、尿道）にできた結石により腰背部にかけて起こる重度の疝痛が特徴で、その他、血尿や頻尿、排尿時痛、残尿感などが起こる。腎と尿管結石を上部尿路結石（95％）、膀胱と尿道結石を下部尿路結石（5％）という。30〜50歳の男性に多い。

　結石の成分は、①シュウ酸カルシウム、②リン酸カルシウム、③リン酸マグネシウム・アンモニウム、④尿酸、⑤シスチンに分けられる。このうち①と②で全体の80％を占める。カルシウムを含む結石は単純Ｘ線検査で比較的容易に検出できるが、尿酸結石やシスチン結石は検出しにくいため、腹部超音波検査や腹部CT検査などを行う。その他、点滴静注腎盂造影法により検出することもある。

1. 単純Ｘ線検査で描出しにくい結石の検出や、腎臓の腫瘤性病変との鑑別に有用である。
2. カルシウムを含む結石の検出に有用である。
3. 大量の造影剤を点滴静注することにより腎盂尿管像を描出して結石の有無を診断する。
4. 小さな結石や単純Ｘ線検査で描出されないＸ線陰影結石を描出できる。
5. 腎細胞癌などの新生血管像や腫瘍濃染像を描出できる。

【正解　5】

＜文　献＞

篠原一彦ほか　編：臨床工学講座　臨床医学総論　第2版. 医歯薬出版. 2020. P181〜P184、P189〜P190

◆過去5年間に出題された関連問題

　［２９回－午前－問題１７］　　［３０回－午後－問題１８］　　［３２回－午後－問題１９］

[３４回－午後－問題１８]　胃潰瘍の原因となるのはどれか。(臨床医学総論)

1. カンジダ
2. ヘリコバクター・ピロリ菌
3. マイコプラズマ
4. ボツリヌス菌
5. ムンプスウイルス

◆キーワード

胃潰瘍　ヘリコバクター・ピロリ菌

◆解　説

　胃の粘膜が粘膜筋板を超えて深く欠損した状態を胃潰瘍という。胃酸、消化酵素(ペプシン)、薬剤(非ステロイド性抗炎症薬)、ヘリコバクター・ピロリ菌、喫煙などの攻撃因子が粘液、血流、重炭酸イオン、プロスタグランジン、増殖因子などの防御因子より優性になることによって発症する。心窩部痛、胸やけ、悪心、嘔吐、時に吐血などの症状を生じる。

　ヘリコバクター・ピロリ菌は胃粘膜内に存在し、強力なウレアーゼ活性により、尿素をアンモニアと二酸化炭素に分解し、自らを胃酸から守っている。ヘリコバクター・ピロリ菌の関連疾患としては胃・十二指腸潰瘍のほか、慢性胃炎、胃癌、胃 MALT リンパ腫、胃過形成性ポリープ、特発性血小板減少性紫斑病などがある。2 以外の選択肢の病原体は胃潰瘍の原因とはならない。

【正解　2】

<文　献>

小野哲章ほか　編：臨床工学技士標準テキスト　第 3 版増補. 金原出版. 2019. P666

岡庭　豊、荒瀬康司、三角和雄　編：イヤーノート 2021　内科・外科編. メディックメディア. 2020. PA-47~PA-51

◆過去 5 年間に出題された関連問題

　　[２９回－午前－問題１９]　　[３０回－午前－問題１８]　　[３２回－午前－問題２０]

1. 鉄欠乏性貧血
2. 腎性貧血
3. 溶血性貧血
4. 再生不良性貧血
5. 巨赤芽球性貧血

◆キーワード

溶血性貧血

◆解　説

　赤血球の破壊亢進に伴う末梢血中の赤血球数減少、貧血を来す病態を溶血性貧血という。溶血性貧血の原因には赤血球の膜タンパク異常、酵素異常、ヘモグロビン異常による先天性のものと、抗体、幹細胞の突然変異、機械的破壊、脾機能亢進などの後天性のものがある。

1. 鉄欠乏により、骨髄でのヘモグロビン合成が障害される貧血である。
2. 腎障害による腎でのエリスロポエチン産生低下により造血が障害される貧血である。
3. 赤血球の破壊亢進に伴う末梢血中の赤血球数減少、貧血を来す病態である。
4. 骨髄の造血幹細胞の減少により造血が障害されることによって起こる貧血である。赤血球、白血球、血小板の3系統すべての減少（汎血球減少）が見られる。
5. ビタミン B_{12} や葉酸の欠乏により DNA 合成が障害され、骨髄に巨赤芽球が出現することを特徴とする貧血である。

【正解　3】

<文　献>
小野哲章ほか　編：臨床工学技士標準テキスト　第3版増補. 金原出版. 2019. P673～P676
岡庭　豊、荒瀬康司、三角和雄　編：イヤーノート 2021　内科・外科編. メディックメディア. 2020. PG-24、G-28、G-31、G-38、PE-114

◆過去5年間に出題された関連問題
　［３０回－午後－問題２０］

◆キーワード

表面麻酔　局所麻酔薬

◆解 説

　表面麻酔は痛覚神経の末梢終末を麻酔する方法で、粘膜・創面に局所麻酔薬の塗布や噴霧を行う。

a. 脱臼整復では、神経ブロックや全身麻酔が用いられる。

b. 気管支鏡検査では、検査前に霧状の麻酔薬を吸入したり、局所麻酔薬のスプレーを喉に噴霧して表面麻酔を行う。

c. 胃内視鏡検査には経口内視鏡と経鼻内視鏡がある。経口内視鏡では、局所麻酔薬（キシロカインビスカス®など）を３～５分間のどに溜めたのち、ゆっくり飲み込み表面麻酔を行う。経鼻内視鏡では局所麻酔薬を鼻腔に噴霧するか、スティックの先につけて塗布し、表面麻酔を行う。

d. 気管切開では切開部位の皮下、筋層に局所麻酔薬を注入する浸潤麻酔を行う。

e. 三叉神経ブロックでは三叉神経節や眼神経、上顎神経、下顎神経に局所麻酔薬を注入するか、またはエタノールの注入や高周波熱凝固法によって神経を破壊し、神経からの入力を遮断して、鎮痛効果を得る。

【正解　3】

<文　献>

小野哲章ほか　編：臨床工学技士標準テキスト　第３版増補. 金原出版. 2019. P706
弓削孟文　監、古家　仁ほか　編：標準麻酔学　第６版. 医学書院. 2013. P47、P122、P125

◆過去５年間に出題された関連問題

［３０回－午後－問題２１］　　［３１回－午前－問題２２］　　［３２回－午前－問題２１］

［３４回－午後－問題２１］ ICU 入室患者の重要臓器機能を評価する SOFA スコアにおいてより重症を示すの
はどれか。(臨床医学総論)

a. 昇圧薬の使用

b. 血清ビリルビン値の低下

c. PaO_2/F_{IO_2} 上昇

d. 血小板数の増加

e. １日尿量の減少

1. a、b 　　2. a、e 　　3. b、c 　　4. c、d 　　5. d、e

◆キーワード

重症度評価スコア　ICU　臓器障害

◆解 説

SOFAスコア		スコア				
		0	1	2	3	4
呼吸器	PaO_2/F_{IO_2} (mmHg)	≧400	<400	<300	<200 +人工呼吸	<100 呼吸器補助下
凝固	血小板数 (x10³/μL)	≧150	<150	<100	<50	<20
肝臓	ビリルビン値 (mg/dL)	<1.2	1.2-1.9	2.0-5.9	6.0-11.9	≧12.0
循環器	平均血圧	≧70mmHg	<70mmHg		—	
	使用循環作動薬		—	ドパミン≦5γ orドブタミン投与	ドパミン>5γ orエピネフリン≦0.1γ orノルピネフリン≦0.1γ	ドパミン>15γ orエピネフリン>0.1γ orノルエピネフリン>0.1γ
中枢神経	Glasgow Coma Scale	15	13-14	10-12	6-9	<6
腎臓	クレアチニン値 (mg/dL)	<1.2	1.2-1.9	2.0-3.4	3.5-4.9	>5.0
	尿量 (mL/日)		—		<500	<200
						γ：μg/kg/min

(岡庭　豊ほか：イヤーノート 2021　内科・外科編. メディックメディア. 2020. PH-8 改変)

　　SOFA (Sequential Organ Failure Assessment) スコアは、主に ICU 患者において重要臓器の障害の程度を評
価する。上記の表のように呼吸器、血液凝固、肝臓、循環器、中枢神経 (脳)、腎臓の６項目について評価され、ス
コアが高いほど、臓器機能が重症とされる。

a. 昇圧薬の使用は循環器機能がより重症であることを示す。

b. 血清ビリルビン値の低下は肝機能においてより重症度が低いことを示す。

c. PaO_2/F_{IO_2} の上昇は呼吸機能においてより重症度が低いことを示す。

d. 血小板数の増加は血液凝固能においてより重症度が低いことを示す。

e. 尿量の低下は腎機能においてより重症であることを示す。

【正解　2】

<文　献>

　　小野哲章ほか　編：臨床工学技士標準テキスト　第３版増補. 金原出版. 2019. P714

　　岡庭　豊ほか　編：イヤーノート 2021　内科・外科編. メディックメディア. 2020. PH-8

◆過去５年間に出題された関連問題

　　［３２回－午前－問題２２］　　［３３回－午前－問題２１］

［３４回－午後－問題２２］ 病原体の感染経路で正しい組合せはどれか。（臨床医学総論）

a. 麻疹ウイルス ――――――――――――― 空気感染

b. マイコプラズマ ――――――――――――― 空気感染

c. 水痘・帯状疱疹ウイルス ――――――――― 飛沫感染

d. インフルエンザウイルス ――――――――― 飛沫感染

e. MRSA（メチシリン耐性黄色ブドウ球菌） ――――― 接触感染

1. a、b、c　　2. a、b、e　　3. a、d、e　　4. b、c、d　　5. c、d、e

◆キーワード

空気感染（飛沫核感染）　飛沫感染　接触感染

◆解　説

　飛沫感染は、咳やくしゃみなどによって口からまき散らされる直径５μm 以上の粒子による経気道感染である。飛沫は通常、数秒以内に発生源から１～2m 以内に落下する。空気感染は飛沫核感染ともいわれる。飛沫が空気中で水分を失い、長時間空気中を漂う５μm 以下の粒子となって経気道感染する。接触感染には感染者の皮膚・粘膜との直接接触による直接接触感染と、感染者の病原体で汚染された衣服、器具、環境などとの接触による間接接触感染がある。

a. 麻疹ウイルスは空気感染する。他に水痘・帯状疱疹ウイルス、結核菌なども空気感染する。

b. マイコプラズマは飛沫感染する。他にインフルエンザウイルス、風疹ウイルス、流行性耳下腺炎ウイルス、髄膜炎菌なども飛沫感染する。

c. 水痘・帯状疱疹ウイルスは空気感染するが、飛沫感染や水疱や粘膜への接触による接触感染も起こり得る。

d. インフルエンザウイルスは飛沫感染する。

e. MRSA は接触感染する。他に緑膿菌、多剤耐性グラム陰性桿菌、クロストリジウムディフィシル 、梅毒トレポネーマ、淋菌、クラミジア・トラコマチス、ヒト免疫不全ウイルス、単純ヘルペスウイルス、EB ウイルス、アデノウイルス（流行性角結膜炎）、疥癬、ノロウイルスなども接触感染する。

【正解　３又は５】

<文　献>

小野哲章ほか　編：臨床工学技士標準テキスト　第３版増補. 金原出版. 2019. P721～P722

岡庭　豊ほか　編：イヤーノート 2021　内科・外科編. メディックメディア. 2020. PH-3

東京都感染症情報センターHP：水痘 (http://idsc.tokyo-eiken.go.jp/diseases/chickenpox/) (2021.9.10 閲覧)

◆過去５年間に出題された関連問題

　［３０回－午前－問題２２］　　［３１回－午前－問題２４］　　［３２回－午前－問題２３］

　［３３回－午前－問題２３］

[３４回－午後－問題２３] 医療安全について正しいのはどれか。（医学概論）

1. 医療行為により患者に重篤な損害を与えた事例をインシデントという。
2. アクシデントが発生する背景には数多くのインシデントが隠れている。
3. 患者がベッドから転落した場合、怪我がなければ報告しなくてよい。
4. 再診であれば患者確認作業は省略してよい。
5. 患者識別バンドを確認すればフルネームを名乗ってもらう必要はない。

◆キーワード

アクシデント　インシデント

◆解説

　医療安全とは、医療事故や紛争を起こさないための対策とともに、医療事故や紛争が起こった場合の対応に取り組むことをいう。

1. 医療行為においてミスをしたが患者に影響はなかった事例をインシデントといい、ミスにより患者に重篤な損害を与えた事例をアクシデントという。
2. ハインリッヒは同じ種類の事故330件を分析し、300件は何も影響がなく（インシデント）、29件の軽微な事故と１件の重大事故（あわせてアクシデント）があったと報告した。これはハインリッヒの法則と呼ばれアクシデントの背景には数多くのインシデントが存在することを意味する。
3. アクシデントの背景には数多くのインシデントが存在し、インシデントが発生した原因を分析し対策を練ることはアクシデントを未然に防ぐために極めて重要である。患者がベッドから転落した場合、怪我がなかったとしても（インシデント）、転落による怪我（アクシデント）を防ぐために報告し、再発防止を図る必要がある。
4. 再診であっても患者確認作業は省略できない。
5. 患者識別バンドではバーコードなどを利用して患者識別が可能であり、患者の誤認防止に有用であるが、あくまでも患者確認のためにはフルネームを名乗ってもらうことを基本とする。

【正解　2】

<文　献>

小野哲章ほか　編：臨床工学技士標準テキスト　第３版増補. 金原出版. 2019. P24～P25

◆過去５年間に出題された関連問題

［２９回－午前－問題２］　　［３２回－午後－問題２４］　　［３３回－午後－問題２３］

[３４回－午後－問題２４]　栄養成分として 1g あたりの熱量が最大のものはどれか。（医学概論）
1. 炭水化物
2. 脂　質
3. タンパク質
4. 食物繊維
5. 水

◆キーワード

五大栄養素　糖質代謝　脂質代謝

◆解　説
　ヒトが生きていくための栄養素は五大栄養素といわれ、炭水化物、脂質、タンパク質、無機質、ビタミンからなる。炭水化物と脂質は主にエネルギー源となり、タンパク質は体の構成要素となる。無機質、ビタミンは直接熱量とはならないが、無機質は体液、骨、歯などの重要な構成要素であり、ビタミンは体内代謝に必須である。

1. 炭水化物 1g あたりの熱量は 4kcal である。
2. 脂質 1g あたりの熱量は 9kcal と最大である。
3. タンパク質 1g あたりの熱量は 4kcal である。
4. 食物繊維はヒトの消化酵素で分解されない食物中の総体と定義され、水溶性食物繊維と、不溶性食物繊維とに大別される。食物繊維の多くは多糖類であるが、消化されないため、栄養成分としての熱量はない。
5. 水は熱量とはならない。

【正解　2】

＜文　献＞
　小野哲章ほか　編：臨床工学技士標準テキスト　第３版増補. 金原出版. 2019. P62、P99～P108
　公益財団法人長寿科学振興財団ホームページ：食物繊維　(https://www.tyojyu.or.jp/net/kenkou-tyoju/eiyouso/shokumotsu-seni.html) (2021.9.10 閲覧)

◆過去５年間に出題された関連問題
　[３０回－午前－問題２４]

[３４回－午後－問題２５] SI 単位について正しいのはどれか。（生体計測装置学）

a. J（ジュール）は基本単位である。

b. dB（デシベル）は補助単位である。

c. V（ボルト）は組立単位である。

d. 1S（ジーメンス）は 1A/V である。

e. Ω（オーム）は基本単位である。

1. a、b　　　2. a、e　　　3. b、c　　　4. c、d　　　5. d、e

◆キーワード

SI 単位　基本単位　組立単位

◆解　説

　国際単位系（SI 単位系）とは、十進数をベースにした世界共通の単位体系のことであり、1875 年のパリで締結されたメートル条約が起源となっている。その後、メートル法が世界で使われるようになり、第 10 回国際度量衡総会（CGPM）で「長さ（メートル；m）、質量（キログラム；kg）、時間（秒；sec）、電流（アンペア；A）、熱力学温度（ケルビン；K）、光度（カンデラ；cd）」に基づいた六元系国際単位系が採択され、その後、物質量の単位“モル”（mol）が追加されて、現在の 7 つが基本単位となっている。組立単位は、基本単位を組み合わせて乗法・除法・累乗を使って表す単位である。周波数の Hz や力の N など固有の単位が使われる（表）。また補助単位は、平面角の rad（ラジアン）、立面角の sr（ステラジアン）の 2 つである。

表　組立単位

量	単位の名称	単位記号	基本単位若しくは補助単位による組立方又は他の組立単位による組立方
周波数	ヘルツ	Hz	$1Hz=1s^{-1}$
力	ニュートン	N	$1N=1kg \cdot m/s^2$
圧力、応力	パスカル	Pa	$1Pa=1N/m^2$
エネルギー、仕事、熱量	ジュール	J	$1J=1N \cdot m$
仕事量、工率、動力、電力	ワット	W	$1W=1J/s$
電荷、電気量	クーロン	C	$1C=1A \cdot s$
電位、電位差、電圧、超電力	ボルト	V	$1V=1J/C$
静電容量、キャパシタンス	ファラド	F	$1F=1C/V$
（電気）抵抗	オーム	Ω	$1Ω=1V/A$
（電気の）コンダクタンス	ジーメンス	S	$1S=1Ω^{-1}$
磁束	ウェーバ	Wb	$1Wb=1V \cdot s$
磁束密度、磁気誘導	テスラ	T	$1T=1Wb/m^2$
インダクタンス	ヘンリー	H	$1H=1Wb/A$
セルシウス温度	セルシウス度又は度	℃	$t℃=(t+273.15)K$
光束	ルーメン	lm	$1lm=1cd \cdot sr$
照度	ルクス	lx	$1lx=1lm/m^2$

（出典：国立研究開発法人産業技術総合研究所計量標準総合センター）

b. 音に関する単位であり、B（ベル）は人の名前から付けられており SI 単位には含まれない。

【正解　4】

＜文　献＞

　嶋津秀昭ほか　著：臨床工学講座　医用機械工学　第 2 版. 医歯薬出版. 2020. P3～P9

◆過去 5 年間に出題された関連問題

　［31 回－午前－問題 26］　　［33 回－午後－問題 25］

［３４回－午後－問題２６］　睡眠脳波計測中に筋電図が混入した。これを除去するために行う処理で正しいのは
　　どれか。（生体計測装置学）
　　1．加算平均
　　2．移動平均
　　3．微分演算
　　4．自己相関
　　5．フーリエ変換

◆キーワード

脳波計測　筋電図

◆解　説
　　脳波計測では、非常に微小な電気信号を捉えることから、記録する際に脳以外から発生する電位が混入しやすい。
ノイズには筋肉の収縮など被験者に由来するものや商用交流など人体外の２通りがある。交流障害（ハム）は、電
磁誘導や静電誘導、漏れ電流の３つが主なものである。混入経路としては、電灯や他の電気機器の併用、脳波計お
よびベッドアースの取り方やアース線の断線、またベッドの位置や絶縁なども原因となる。こういったノイズを除
去するには、基本的にフィルターや平均法が利用されるが、筋電図混入の場合、波形がスパイク状になるため、信
号波形を滑らかにする移動平均法で処理される。

1．加算平均は不規則雑音を低減するのに使われる。
2．移動平均を計算することによって、もとのデータの特徴をある程度残したままなだらかにすることができる。
3．微分演算は画像処理に適応され，濃度値が急激に変化している部分を抽出することができる。
4．自己相関はノイズに埋もれた音声から基本周波数を取り出すときに用いられる。
5．信号中に含まれる周期的変動を抽出する方法である。

【正解　2】

<文　献>
　石原　謙ほか　編：臨床工学講座　生体計測装置学．医歯薬出版．2010．P35〜P38、P74〜P86
　山越憲一　編：生体用センサと計測装置．コロナ社．2005．P6〜P10

◆過去５年間に出題された関連問題
　　［２９回－午前－問題２７］　　　［３０回－午前－問題２６］　　　［３１回－午前－問題２７］
　　［３３回－午前－問題２６］

心電図記録の交流雑音対策で正しいのはどれか。（生体計測装置学）

1. 誘導コード同士は離してばらばらに配置する。
2. 心電計の電源コードはベッドと平行に配置する。
3. 心電計の弁別比は少なくとも40dB以上を用いる。
4. 患者のベッドは病室の壁から離して配置する。
5. 心電計の右足コードは保護接地端子に直接接続する。

◆キーワード

心電図　交流雑音

◆解　説

　心電図計測における雑音信号には、筋肉の動きや不安など被検者によるものと、ベッド周囲の電磁波や他の医療機器によるノイズなど物理的なものとがある。被験者に起因するものは部屋の温度を調整し、筋電図を拾っている場合は力を抜いてもらったり、姿勢を変更することで解消する。物理的な雑音はアースの確保の確認や原因を探索し、場合によってはリード線を交換したり、電極をつけ直すなどして解消する。交流雑音は電気コードと電極を装着している人の間に起こる静電誘導、電源配線に電気が流れるときに起こる電磁誘導、さらに漏れ電流などがある。交流雑音対策としては、電源コードや併用機器を心電計から遠ざけたり、シールドシートの使用、不要な電気コードはコンセントから抜く、周辺で電気機器を使用しない、誘導コードを束ねる、皮膚と電極との接触抵抗を小さくする、アースを確実に装着するなどがある。また壁や床などの配線や漏れ電流による影響を避けるために、ベッドは壁から離す。

1. ばらばらにしても交流雑音対策にはならない。
2. ベッドに交流雑音が伝わる可能性があり、対策にはならない。
3. 心電計の同相弁別比は60dB以上である。
5. 右足コードは中性線の意味であり、保護接地線とは別経路となっている。

【正解　4】

<文　献>

　石原　謙ほか　編：臨床工学講座　生体計測装置学. 医歯薬出版. 2010. P53～P64

　山本尚武など　著：生体電気計測. コロナ社. 2011. P85～P88

◆過去５年間に出題された関連問題

　　［31回－午前－問題27］　　［31回－午後－問題26］　　［33回－午前－問題26］

［３４回－午後－問題２８］　オシロメトリック法による血圧測定で正しいのはどれか。（生体計測装置学）

　　1．最低血圧は測定できない。

　　2．圧振動の周波数から算出する。

　　3．不整脈は計測誤差の原因とならない。

　　4．最高血圧以上では圧振動は検出されない。

　　5．平均血圧付近で圧振動の振幅が最大となる。

◆キーワード

血圧測定　オシロメトリック法

◆解　説

　非観血的血圧測定には、聴診法、触診法、オシロメトリック法がある。自動血圧計はオシロメトリック法が利用されており、動脈の拍動に基づく圧振動の変化を測定している。血圧を測定する際、上腕にカフ（腕帯）を巻き、そこに空気を送り込んで血管を圧迫し、いったん血液の流れを止める。その後徐々に、圧迫をゆるめていくことで動脈血圧が血管を圧迫しているカフの圧力を上回り、血液が心臓の拍動に合わせて断続的に流れ始める。

　オシロメトリック法は、カフを加圧した後、減圧していく段階で、心臓の拍動に同調した血管壁の振動を反映したカフ圧の変動（圧脈波）をチェックすることによって血圧値を決定している。一般的には、圧脈波が急激に大きくなったときのカフ圧を「収縮期血圧」、急激に小さくなったときのカフ圧を「拡張期血圧」としている。

　オシロメトリック式血圧計は、このようなカフ圧と血圧との相対関係に依存したカフ圧脈波の振幅変化によって血圧を推定する方法である。

2．周波数ではなく圧振動の変化を測定している。

3．心房細動などの不整脈があり、脈と脈の間隔がふぞろいになっている場合は誤差が生じることがある。

4．最高血圧以上でも動脈には拍動による微小な振動が生じている。

5．圧振動の振幅が最大付近で平均血圧となり、急激に大きくなる付近が最高血圧である。

【正解　5】

<文　献>

　白崎　修：医療機器学　Vol.16 80，No.6（2010）P16〜P25

　小野哲章ほか　編：臨床工学技士標準テキスト　第３版増補. 金原出版. 2019. P486〜P487

◆過去５年間に出題された関連問題

　　［３１回－午前－問題２９］　　［３３回－午後－問題２９］

a. サイドストリーム型では測定に時間的な遅れが生じる。
b. 脱酸素化ヘモグロビンの吸光特性を利用する。
c. 窒素ガス濃度は誤差の原因となる。
d. ゼロ点校正が不要である。
e. 二酸化炭素ガスは4.3μm に光吸収のピークをもつ。

1. a、b　　　2. a、e　　　3. b、c　　　4. c、d　　　5. d、e

◆キーワード

カプノメータ　赤外線

◆解　説

　カプノメータは、呼気に含まれる二酸化炭素ガス分圧を測定する計測装置で、呼気から吸気に転換する直前の二酸化炭素ガス分圧を呼気終末二酸化炭素ガス分圧（End Tidal CO$_2$：EtCO$_2$）としている。測定法には、メインストリーム方式とサイドストリーム方式の２種類がある。メインストリーム方式は呼吸回路内に組み込まれる方式であり、気管挿管やラリンジャルマスクでの気道確保が行われている際に使用できる。一方、サイドストリーム方式は必ずしも気道確保を必要とせず、マスクや鼻カヌラでの酸素投与であっても、内腔 1.5mm 程のサンプリングチューブを介して呼気ガスを採取し、EtCO$_2$を測定する方法である。原理はCO$_2$ガスが 4.3μm の赤外線を強く吸収することから、その吸収量をもとに測定している。

a. 呼気ガスをサンプリングチューブから採取するため、測定に時間的な遅れ（タイムラグ）が生じる。
b. ヘモグロビンには関係なく、CO$_2$ガスの赤外線吸収量を測定している。
c. 窒素ガス濃度は誤差の原因にはならない。麻酔中のモニタでは、亜酸化窒素も赤外線を吸収するため、亜酸化窒素を使用する際には補正が必要である。
d. 校正ガスでのゼロ点校正が必要である。

【正解　2】

<文　献>

　石原　謙ほか　編：臨床工学講座　生体計測装置学. 医歯薬出版. 2010. P163～P167

◆過去５年間に出題された関連問題

　［２９回－午前－問題３０］　　［３０回－午前－問題２０］　　［３２回－午後－問題６４］
　［３３回－午前－問題２０］

［３４回－午後－問題３０］　医用サーモグラフについて正しいのはどれか。（生体計測装置学）

a. 赤外線を照射して体温を計測する。

b. 光量子型検出器は赤外線検出器として用いられている。

c. ステファン・ボルツマンの法則から温度を求めている。

d. 深部の温度分布がわかる。

e. 温度分解能は1℃である。

　1. a、b　　　2. a、e　　　3. b、c　　　4. c、d　　　5. d、e

◆キーワード

サーモグラフ　ステファン・ボルツマンの法則

◆解　説

　医用サーモグラフは、ステファンボルツマンの法則に基づき、人体表面から発せられる赤外線の強度を分析することから人体表面の温度分布を撮像する装置である。走査型と非走査型に分けられる。走査型は光学機械的に人体表面を走査して被検体からの熱放射（赤外線）を集光鏡を介して、CdHgTe を利用した検出器で電気信号に変換し、さらに温度計測に必要な信号処理を加えて CRT モニタ に温度分布を表示する装置である。非走査型はコンタクトサーモグラフィとして普及し始めている液晶プレートであり、液晶プレートを直接皮膚に密着させることで、皮膚の温度分布をカラー画像で検出する。検出器には量子型センサーと熱型センサーがあり、量子型が感度が高く測定も早い。

a. 照射するのではなく、放出されている赤外線を検出している。

c. 黒体から放出される全エネルギー量は、黒体の絶対温度の４乗に比例するステファン・ボルツマンの法則から求められる。

d. 表面の温度分布がわかる。深部温度は深部温度計にて測定する。

e. 温度分解能（最小検知温度差）は0.1℃である。

【正解　3】

＜文　献＞

　石原　謙ほか　編：臨床工学講座　生体計測装置学. 医歯薬出版. 2010. P186〜P191

◆過去５年間に出題された関連問題

　［３０回－午後－問題３０］　　　［３１回－午後－問題２９］　　　［３２回－午後－問題２９］

[３４回－午後－問題３１] MRI について正しいのはどれか。（生体計測装置学）

　a. 造影剤を用いなくても血管を描画できる。

　b. 炭素原子の分布を画像化したものである。

　c. 画像の輝度値は水を 0、空気を－1000 とする。

　d. X 線 CT に比べ肺の構造観察に適している。

　e. 撮影では傾斜磁場を用いて位置情報を得ている。

　　1. a、b　　　2. a、e　　　3. b、c　　　4. c、d　　　5. d、e

◆キーワード

MRI　核磁気共鳴

◆解　説

　核磁気共鳴イメージング装置（Magnetic Resonance Imaging; MRI）は強い磁場内に被検体をおき、被検体の水素原子から放出される核磁気共鳴信号を画像化する。MRI は強力な磁気と電波を利用して、体のさまざまな断面や血管を撮像できる。共鳴とは、例えば同じ周波数の音叉（おんさ）を 2 つ置き、片方をたたいて音を出すと、振動エネルギーがもう片方の音叉に伝わり、次第にもう片方も鳴り始めるという現象である。これと同じように、体内の水素原子も MRI が発する高周波数の電磁波に共鳴し運動を始めることから、この磁気共鳴現象を電気信号としてとらえることで、体内の画像を作り出すことができる。

b. 水素原子（プロトン）の分布を画像化している。

c. 水を 0、空気を－1000 とするのは、CT 画像である。

d. 肺野は空気を多く含むため、構造観察には MRI より X 線 CT が適している。

e. 傾斜磁場をかけて水素原子核を励起し、次にそれらの原子核が歳差運動をしながら定常状態に戻る際に、その面内で各水素原子核の位置を特定している。

【正解　2】

<文　献>

　石原　謙ほか　編：臨床工学講座　生体計測装置学. 医歯薬出版. 2010. P257～P270

◆過去5年間に出題された関連問題

　［29回－午前－問題32］　　［30回－午前－問題32］　　［32回－午前－問題33］

　［33回－午後－問題30］

［３４回－午後－問題３２］ 内視鏡画像計測について**誤っている**のはどれか。（生体計測装置学）

1. カプセル内視鏡の光源には LED が用いられる。
2. 超音波内視鏡ではセクタ走査が用いられる。
3. 狭帯域光観察（NBI）では２つの狭帯域波長光を用いる。
4. カプセル内視鏡は無線回路を内蔵している。
5. 電子内視鏡の先端にはイメージセンサが装着されている。

◆キーワード

内視鏡

◆解　説

　内視鏡には、体内へ挿入する部分が屈曲する軟性内視鏡と、屈曲機能がない硬性内視鏡、飲み込むカプセル内視鏡、超音波内視鏡がある。

　軟性内視鏡は、先端のレンズ系でとらえた画像をグラスファイバーで体外に導いて観察するファイバースコープと、先端の固体撮像素子 CCD に写し、電気的にモニターまで導いて観察する電子内視鏡がある。硬性内視鏡は、先端からレンズ系を繋いで体外の接眼部で観察する。カプセル内視鏡は、超小型撮像素子を内蔵したカプセル型で、低消費電力での撮影機能と無線送信装置が搭載されている。口から飲み込んだカプセル内視鏡は消化管の蠕動運動によって消化管内部を移動してゆき、内蔵されたカメラが撮影した画像を体外に送信し画像診断を行う。超音波内視鏡（電子コンベックス走査方式）は潰瘍などの病巣の深達度診断や、膵臓・胆道などの他の内視鏡では直接観察することが困難な深部臓器の精密検査に用いられている。

1. カプセル内には、イメージセンサ、LED（発光ダイオード）、体外への画像送信装置が内蔵されている。
2. コンベックス走査方式が使われている。
3. 青色光：390〜445nm と緑色光：530〜550nm の波長光が用いられ、深部に到達する長波長光はカットする。粘膜表層の微細構造や血管走行の性状を観察できる。
5. イメージセンサと画像処理技術を組み合わせることにより、高解像度の明るい静止画と高精細で滑らかな動画を得ることができる。

【正解　2】

<文　献>
　篠原一彦　編：臨床工学講座　医用治療機器学　第２版．医歯薬出版．2018．P187〜P192
　小野哲章ほか　編：臨床工学技士標準テキスト　第３版増補．金原出版．2019．P453〜P455

◆過去５年間に出題された関連問題
　［３０回－午後－問題３２］　［３１回－午後－問題３１］　［３３回－午前－問題３３］

[３４回－午後－問題３３]　植込み型ペースメーカについて正しいのはどれか。（医用治療機器学）

1. AAI は心室をペーシングする。
2. デマンド機構は pulse on T 対策には無効である。
3. デュアルチャンバ・ペースメーカの AV ディレイは 120〜250ms 程度に設定する。
4. 電極は自己心拍の心内波高値が 1mV 以下の箇所に留置する。
5. X 線 CT はペースメーカの誤作動を起こさない。

◆キーワード

植込み型ペースメーカ

◆解　説

　心臓は、洞結節で発生した電気パルスが刺激伝導系を介して、心臓全体に電気的興奮を伝搬することで拍動している。しかし、洞結節や刺激伝導系に障害が発生した場合、正常なリズムで心臓が拍動できず、十分な血液量を全身の臓器に運ぶことができず、意識消失やめまいなどさまざまな症状を来す。このような症状を改善するために、心臓に対して人工的に電気刺激を行い、心拍数や心拍出量を維持するのが心臓ペースメーカである。心臓ペースメーカの種類には、体外式ペースメーカと植込み型ペースメーカがある。植込み型ペースメーカは、患者の体内に半永久的に植え込まれる装置である。

1. AAI モードは右心房のみにリードを設置し、抑制型デマンド機能を用いたペーシングとセンシングを行う。
2. 心室収縮後の受攻期で刺激を行うと（pulse on T）、心室頻拍や心室細動などの致死性不整脈が誘発される。それを防ぐために自己心拍がある場合は刺激を抑制したり（抑制型）、検出した電気的興奮に同期して刺激を行う（同期型）。これらの自己心拍（電気的興奮）を検出し、それを優先したペーシングを行う機能がデマンド機構である。
3. デュアルチャンバ・ペースメーカは、正常な心臓と同じように心房に遅れて心室が収縮するように心房と心室の収縮開始に時間差（AV ディレイ）をもたせて、心房心室の協調性を保った生理的なペーシングが可能である。通常、AV ディレイは 120〜250ms 程度に設定される。
4. 心臓内で装着された電極では、心房内電位は振幅が 2mV 前後、心室内電位は 10mV 前後の振幅で検出されることが望ましいとされている。
5. ペースメーカ植込み部位に X 線が照射された場合、ペースメーカのジェネレータ内部の電子回路に光電効果による過剰な電流によって誤動作する可能性がある。

【正解　3】

<文　献>

篠原一彦　編：臨床工学講座　医用治療機器学　第 2 版. 医歯薬出版. 2018. P64〜P88

日本生体医工学会 ME 技術教育委員会　監：ME の基礎知識と安全管理　改訂第 7 版. 南江堂. 2020. P237〜P243

◆過去５年間に出題された関連問題

　　［２９回－午前－問題３５］　　［２９回－午後－問題３４］　　［３０回－午前－問題３３］
　　［３２回－午前－問題３６］　　［３３回－午前－問題３５］　　［３３回－午後－問題３３］

植込み型ペースメーカについて正しいのはどれか。（医用治療機器学）

a. 洞不全症候群（SSS）は適応疾患である。
b. NBG（ICHD）コードの４番目の文字Rは心拍応答機能を示す。
c. DDDペースメーカの電極リードは１本である。
d. ニッケル水素電池が用いられる。
e. ジェネレータはチタン合金製のケースに密封されている。

1. a、b、c　　2. a、b、e　　3. a、d、e　　4. b、c、d　　5. c、d、e

◆キーワード

ペースメーカ　NBG（ICHD）コード　ジェネレータ

◆解説

　植込み型ペースメーカは、患者の体内に半永久的に植え込まれ、洞不全症候群や房室ブロックなどの疾患に対し、心房、心室または両者を人工的に電気刺激して心拍数を正常に保つ装置である。ペースメーカの原理は、心内に留置した電極リードで心内電位を感知し、必要に応じて同じ電極リードにより刺激パルスを出力する。また、植込み型ペースメーカは電子回路やヨウ素リチウム電池などを内蔵して、刺激パルスを出力するジェネレータ（本体）と刺激パルスを刺激部位に導く電極リードから構成される。

a. 洞結節とその周辺の障害により正常な数の刺激を心房に伝えることができない疾患を洞不全症候群（sick sinus syndrome：SSS）という。洞不全症候群は、ペースメーカの適応疾患の一つである。

b. NBG（ICHD）コードの第４文字目のRは、心拍応答（rate response）機能があることを示している。植込み患者の身体活動量を体動、分時換気量、QT時間などから推定し、その活動量に応じた心拍数（pacing rate）になるように刺激パルス間隔時間を変更する機能である。

c. DDDペースメーカは、心房と心室の両方でセンシングとペーシングを行うデュアルチャンバ・ペースメーカであり、電極リードは２本必要である。

d. 植込み型ペースメーカには構造が単純で故障が少なく、自己放電も10年間で2%程度にとどまるヨウ素リチウム電池が用いられる。また、最近では自宅から電話回線などを通じて、ペースメーカの状態を遠隔モニタリングするシステムも用いられるようになってきている。ペースメーカとモニタリング装置間でワイヤレス通信を行うため、瞬間的に大電流を取り出すことが必要になってきている。そのため、ICDで用いられている内部抵抗が小さい、銀酸化バナジウムリチウム電池が使用されることもある。

e. ジェネレータは、左または右鎖骨の下縁の大胸筋と皮下組織の間を剥離して作成したポケットに植え込まれる。したがって、血液や体液を浸潤させず、かつ生体適合性のよい材質である必要があり、チタニウム製のケースが使用される。

【正解　2】

<文　献>

篠原一彦　編：臨床工学講座　医用治療機器学　第2版. 医歯薬出版. 2018. P64～P88
日本生体医工学会ME技術教育委員会　監：MEの基礎知識と安全管理　改訂第7版. 南江堂. 2020. P237～
　　P243

◆過去5年間に出題された関連問題

［29回－午前－問題35］　　［29回－午後－問題34］　　［30回－午前－問題33］
［32回－午前－問題36］　　［33回－午前－問題35］　　［33回－午後－問題33］

[34回−午後−問題35] 冠動脈インターベンション治療について正しいのはどれか。(医用治療機器学)
1. 治療中の冠動脈造影は不要である。
2. 治療中の血管内超音波診断装置の使用は禁忌である。
3. バルーン拡張圧は10気圧程度である。
4. ステント留置後の再狭窄はない。
5. 補助循環装置の待機は不要である。

◆キーワード

PCI　冠動脈造影　ステント

◆解　説

　経皮的冠動脈インターベーション（percutaneous coronary intervention：PCI）とは、冠動脈狭窄部位にステント留置やプラーク切除術などにより血行再建を行う治療である。従来の狭窄部位をバルーンで拡張していた手法は、POBA（plain old balloon angioplasty）と呼ばれ区別される。PCIを実施するには、X線透視や血管造影検査などの手法を用いて、冠動脈の狭窄部位にバルーンやステントといった拡張するためのデバイスを誘導する。

1. 経皮的冠動脈インターベーションは、血管造影により狭窄部位やステント留置などの位置を確認するので、冠動脈造影は必要である。
2. 従来法であるX線を用いた冠動脈造影では血管内腔がわかるのみで、その血管の厚さや組織形状を正確に評価することができない。一方、血管内超音波診断装置（血管内エコー法、intravascular ultrasound：IVUS）で得られる画像は、血管内から超音波を照射して画像を得ることで壁内組織の形状・性状などを正確に抽出することができる。
3. 狭窄部を拡張するバルーンは10気圧前後の拡張圧で30〜60秒保持する。
4. ステント留置後の拡張部位の炎症反応により再狭窄が起こる。近年ではステント留置後の再狭窄を予防するために、免疫抑制剤や抗がん剤などをステントにコーティングした薬剤コーティングステントなどが用いられる。
5. 虚血性心疾患を有する患者の冠動脈に対して直接治療を行うため、急性冠症候群や致死性不整脈、術後出血などの合併症の危険性がある。そのため、補助循環装置の待機は必要である。

【正解　3】

<文　献>

　篠原一彦　編：臨床工学講座　医用治療機器学　第2版. 医歯薬出版. 2018. P111〜P119
　日本生体医工学会ME技術教育委員会　監：MEの基礎知識と安全管理　改訂第7版. 南江堂. 2020. P327〜
　　P332

◆過去5年間に出題された関連問題
　［29回−午前−問題36］　　［30回−午後−問題36］　　［31回−午前−問題37］
　［32回−午後−問題33］　　［33回−午後−問題34］

　a．内視鏡的癌治療 ─────── ArF エキシマレーザ
　b．角膜形成術 ─────── Nd：YAG レーザ
　c．網膜光凝固 ─────── Ar レーザ
　d．光線力学的治療 ─────── Dye レーザ
　e．尿路結石破砕 ─────── CO₂ レーザ

　　1．a、b　　　2．a、e　　　3．b、c　　　4．c、d　　　5．d、e

◆キーワード

レーザ光　光侵達長（penetration depth）　物理的作用

◆解　説

　レーザ光は自然界に存在しない人工光であり、太陽光やランプ光などと異なり、単色性や指向性、集光性、干渉性に優れている特性がある。これらの特性により光エネルギー強度の調節やレンズを用いてガラスファイバに集光・伝送することが可能などの利点があり、生体への治療用装置として用いられている。一方、生体での光吸収体で重要なものには水とヘモグロビンがあり、レーザ光もその影響を受け、波長 1μm 以上の赤外光領域では水の吸収が支配的である。また、可視光領域ではヘモグロビン、紫外光領域では水や芳香族アミノ酸の吸収が大きい。レーザ光が生体に及ぼす物理的な作用には、①光熱的作用、②光音響的（衝撃波）作用、③光化学的作用、④光解離作用があり、それらが生体に作用することで治療が行われる。

a．内視鏡的癌治療は、光化学的作用を用いた光線力学的治療（photodynamic therapy：PDT）である。PDT には腫瘍親和性のある光感受性薬剤が用いられ、その励起には半導体レーザや液体（色素）レーザなど可視光領域のレーザが用いられる。

b．角膜形成術は、光解離作用を用いた紫外パルスレーザによる熱損傷の生じない精密な蒸散を利用した治療である。短波長紫外レーザとしては、ArF エキシマレーザ（193nm）が用いられる。

c．網膜光凝固は、角膜や水晶体での吸収のない可視光領域の波長を用いる必要があるため、Ar レーザ（514nm）、Kr レーザ（647nm）、Nd:YAG レーザの第２高調波（非線形光学結晶である KTP に通すことで発生させる）を用いた SHG レーザ（532nm）が用いられる。

d．Dye レーザ（液体（色素）レーザ）は、色素をアルコールに溶かし、Nd:YAG レーザなどを励起源として用いるレーザ装置である。PDT 治療用に種々の光感受性物質の吸収にあった波長のレーザが発振可能な装置が開発されている。

e．尿路結石破砕には、Ho:YAG レーザ（2100nm）が用いられる。結石のような硬組織に非接触照射することで、表面近傍の水分を瞬間的に沸騰させることにより、組織内部に大きな圧縮波を発生させ、破砕させる。

【正解　4】

<文　献>

篠原一彦　編：臨床工学講座　医用治療機器学　第２版．医歯薬出版．2018．P135～P162

◆過去５年間に出題された関連問題

　　［２９回－午前－問題３７］　　［３０回－午後－問題３７］　　［３１回－午前－問題３８］
　　［３２回－午後－問題３５］　　［３３回－午後－問題３５］

[３４回－午後－問題３７] 腹部内視鏡外科手術において正しいのはどれか。（医用治療機器学）

a. 気腹に二酸化炭素を用いる。
b. 気腹により静脈還流は増加する。
c. 硬性鏡は使用できない。
d. トロッカを介して器具を挿入する。
e. 肺血栓塞栓症のリスクがある。

1. a、b、c　　2. a、b、e　　3. a、d、e　　4. b、c、d　　5. c、d、e

◆キーワード

内視鏡外科手術　気腹

◆解説

　腹部内視鏡外科手術では、体壁に5～10mm前後の小孔を数カ所開けて、筒状の管で逆流弁が付いているトロッカを介して内視鏡や細径の手術器具（電気メス、把持鉗子、自動吻合器など）を挿入して手術を行う。その際に腹腔内に二酸化炭素を注入することで空間を作る気腹法が主に用いられる。開腹手術と比較して、術後疼痛の軽減や手術創が小さく済み、早期離床、早期リハビリが行え、早期に社会復帰できる。しかし、従来の開腹手術と異なり、術野の視野が狭く、手術部位の全体を把握することが困難なため、体腔内での機器操作が制限される。そのため出血や癒着への対応に、より高度な技術が要求される。また、気腹によって腹腔内の圧力が上昇し、横隔膜が押し上げられ、気道内圧の上昇などを引き起こすと共に静脈還流の低下などが起こる。腹部内視鏡外科手術の際には、肺血栓塞栓症の原因となる深部静脈血栓症を予防するために弾性ストッキングの着用や間欠的空気圧迫法を実施する。

a. 気腹ガスには腹膜に対する刺激が少なく吸収が早く、肺からすみやかに排泄される二酸化炭素（炭酸）ガスが用いられる。また、可燃性や助燃性がないので電気メス使用時に爆発が起こる危険性がない。なお、胸腔鏡下手術ではもともと硬い胸骨に囲まれており、空間が確保できているため気腹は不要である。
b. 気腹により腹部が圧迫されるため静脈還流は減少する。
c. 一般的な腹腔鏡手術には硬性鏡が用いられることが多い。
d. トロッカとは体壁に小孔を開け体外と体腔内とを結ぶ通路を確保する筒であり、内視鏡や鉗子の出し入れはトロッカを介して行われる。また、トロッカには気腹ガスの漏出を最小限にするために逆流防止弁が付いている。
e. 静脈還流が減少するため下肢での血液貯留による血栓ができやすくなり肺血栓塞栓症のリスクが高くなる。それを予防するために弾性ストッキングの着用と間欠的空気圧迫法が実施される。

【正解　3】

<文　献>

篠原一彦　編：臨床工学講座　医用治療機器学　第2版. 医歯薬出版. 2018. P196～P202
日本循環器学会ほか　編：肺血栓塞栓症および深部静脈血栓症の診断、治療、予防に関するガイドライン（2017年改正版）. 2018. P70～P71

◆過去5年間に出題された関連問題

　[２９回－午前－問題３８]　　[３０回－午後－問題３８]　　[３１回－午後－問題３６]
　[３２回－午前－問題３９]　　[３３回－午前－問題３９]

（医用機器安全管理学）

1. 状況の把握
2. 原因の分析
3. 責任の追及
4. 再発防止策の立案
5. 対処策の事後評価

◆キーワード

インシデント　アクシデント　PDCA サイクル

◆解　説

　医療におけるリスクマネジメントのあり方とは、医師や看護師をはじめ医療チーム全体で、情報収集と分析、それに基づいた対策の実施、そしてその効果の判定を行うことである。

　事故が発生したら、どのような過程で起こったか、問題点を抽出・整理し、なぜ起こったか、背後要因を探索し分析する。次に、ヒトは間違いを犯すという前提に立って再発防止策を立案し、PDCA サイクル（デミングサイクル）の考え方に沿って実施する。PDCA は、Plan（計画立案）、Do（実施・実行）、Check（点検・評価）、Act（処置・改善）の項目を、手順を踏んで実行し、医療の質向上や医療安全の確保とするものである。

3. 責任の追及は適切でない。リスクマネジメントの目的は事故の発生防止であって、責任者（個人）の処罰でない。重大事故発生を未然に防止するために多角的な取り組みをすることが重要である。

【正解　3】

＜文　献＞

小野哲章ほか　編：臨床工学技士標準テキスト　第３版増補. 金原出版. 2019. P24〜P25

篠原一彦ほか　編：臨床工学講座　医用機器安全管理学　第２版. 医歯薬出版. 2020. P4〜P6

◆過去５年間に出題された関連問題

［２９回−午前−問題２］　　［３３回−午前−問題１］

[３４回－午後－問題３９]　100kHz の電流を成人男性に通電したときの最小感知電流[mA]に近いのはどれか。
(医用機器安全管理学)

1.　　0.1
2.　　1
3.　　10
4.　100
5. 1000

◆キーワード

人体の周波数依存性　最小感知電流

◆解　説

　ビリビリと感じ始める電流値を最小感知電流という。商用交流では 1mA 程度である。電流の周波数が 1kHz 以上では人体の電撃閾値は周波数に伴い上昇して、1kHz の倍数分、閾値が上昇する。

　1kHz までは電撃閾値が 1mA となる。10 kHz では電撃閾値が 10mA となる。100 kHz では電撃閾値が 100mA となる。

　よって、100kHz の交流電流を成人男性に通電したときの感知電流の閾値は 100mA である。

【正解　4】

＜文　献＞

篠原一彦ほか　編：臨床工学講座　医用機器安全管理学　第２版. 医歯薬出版. 2020. P33～P35

◆過去５年間に出題された関連問題

　［２９回－午後－問題３８］

a. 地絡事故による停電を防止する。

b. 絶縁変圧器の二次側電路は片側を接地する。

c. 絶縁変圧器の定格容量は30kVA以下である。

d. 絶縁変圧器の二次側の対地インピーダンスは1MΩ以下で警報が発生する。

e. 絶縁変圧器の二次側から一次側への漏れ電流値は0.1mA以下である。

1. a、b　　　2. a、e　　　3. b、c　　　4. c、d　　　5. d、e

◆キーワード

非接地配線方式　絶縁変圧器　絶縁監視装置

◆解　説

　非接地配線方式は電源供給方式の一つで、1つの医療機器の絶縁不良事故によって生じる地絡のために停電してしまうことを防止する。それによって重要な機器が止まってしまうことのないように、非接地配線方式は多くの生命維持装置を使用する場所に必要な方式である。

a. 非接地配線方式の設備目的は、一線の対地絶縁破壊（地絡＝漏電）時にも電源供給を確保することである。

b. 非接地配線方式は電路途中に絶縁トランスを設置し、二次側配線のどの線も接地しない。

c. 使用する絶縁変圧器の電源容量（定格容量）は7.5kVA以下である。

d. 絶縁変圧器の二次側の対地インピーダンスは50kΩ以下とされている。

e. 非接地配線方式における絶縁変圧器の漏れ電流許容値は0.1mAである。よってマクロショック対策になるが、ミクロショック対策にはならない。

【正解　2】

＜文　献＞

篠原一彦ほか　編：臨床工学講座　医用機器安全管理学　第2版. 医歯薬出版. 2020. P67〜P71

小野哲章ほか　編：臨床工学技士標準テキスト　第3版増補. 金原出版. 2019. P519〜P520

◆過去5年間に出題された関連問題

［３１回－午後－問題３８］　　　［３２回－午後－問題３８］　　　［３３回－午後－問題３８］

[３４回－午後－問題４１] JIS T 1022 で MRI 室などのカテゴリ C に属する医用室に設けなければならない電気設備はどれか。（医用機器安全管理学）

a. 保護接地
b. 等電位接地
c. 非接地配線方式
d. 無停電非常電源
e. 一般または特別非常電源

 1. a、b　　 2. a、e　　 3. b、c　　 4. c、d　　 5. d、e

◆キーワード

病院電気設備　医用室

◆解　説

　病院電気設備の安全基準（JIS T 1022）では、行われる医療の処置の内容によって、医用室を A から D の４つのカテゴリに区分けして、そこに適用されるべき医用接地方式、非接地配線方式および非常電源を例示している。

a. カテゴリ A・B・C・D すべてに適用。
b. カテゴリ A のみに適用。
c. カテゴリ A・B に適用。
d. カテゴリ A のみに適用。
e. カテゴリ A・B・C に適用。

カテゴリ	医療処置内容	医用接地方式		非接地配線方式	非常電源（注1）	
		保護接地	等電位接地		一般/特別（注2）	無停電（注3）
A	心臓内処置、心臓外科手術及び生命維持装置の適用に当たって、電極などを心臓区域内に挿入又は接触し使用する医用室	○	○	○	○	○
B	電極などを体内に挿入又は接触し使用するが、心臓には適用しない体内処理、外科処置などを行う医用室	○	+	○	○	+
C	電極などを使用するが、体内に適用することのない医用室	○	+	+	○	+
D	患者に電極などを使用することのない医用室	○	+	+	+	+

○：設けなければならない。　＋：必要に応じて設ける。

（注１）非常電源は、医用室以外の電気設備にも共用できる。　　（注２）医用電気機器などに応じて、一般非常電源及び/又は特別非常電源を設けることを意味する。　　（注３）医用電気機器などに応じて、無停電非常電源を設けることを意味する。

（篠原一彦ほか　編：臨床工学講座　医用機器安全管理学　第２版. 医歯薬出版. 2020. P75　表4-3 より引用改変）

【正解　2】

<文　献>

篠原一彦ほか　編：臨床工学講座　医用機器安全管理学　第２版. 医歯薬出版. 2020. P75～P76
JIS T 1022：病院電気設備の安全基準. P10

◆過去５年間に出題された関連問題

[３０回－午後－問題４２]

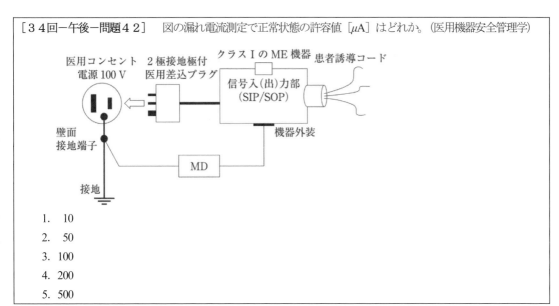

[３４回－午後－問題４２]　図の漏れ電流測定で正常状態の許容値［μA］はどれか。（医用機器安全管理学）

1.　　10
2.　　50
3.　100
4.　200
5.　500

◆キーワード

MD（測定用電源ボックス）　　正常状態　　単一故障状態

◆解　説

　設問の図は接触電流の測定を表しており、被測定ME機器の外装金属部分と壁面接触端子との間にMDを挿入し測定する。正常状態は保護接地線を接続した状態で測定し、単一故障状態は保護接地線をはずした状態で測定する。接触電流の許容値は、正常状態で100μA、単一故障状態で500μAである。

　下図では、接地漏れ電流、接触電流、患者接続部から大地への患者漏れ電流の測定の際のつなぎ方が例示されている。

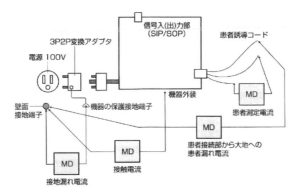

（小野哲章ほか　編：臨床工学技士標準テキスト　第３版増補　金原出版. 2019. P521　図８より引用）

【正解　3】

<文　献>
篠原一彦ほか　編：臨床工学講座　医用機器安全管理学　第２版. 医歯薬出版. 2020. P157～P162
小野哲章ほか　編：臨床工学技士標準テキスト　第３版増補. 金原出版. 2019. P521～P522

◆過去５年間に出題された関連問題
　［２９回－午後－問題４０］　　［３１回－午前－問題４２］

JIS T 0601-1 における漏れ電流測定で使用する電圧測定器に必要な性能はどれか。

(医用機器安全管理学)

a. 指示誤差が±5%以内である。

b. 入力容量が 150pF 以下である。

c. 入力抵抗が 1MΩ以上である。

d. 出力抵抗が 10kΩ以上である。

e. 測定できる周波数の上限は 10MHz である。

1. a、b、c　　2. a、b、e　　3. a、d、e　　4. b、c、d　　5. c、d、e

◆キーワード

測定用器具（MD）　周波数特性　JIS T 0601-1

◆解　説

　漏れ電流の測定は測定用器具（MD）を用いる。これは、1kHz 以上の高周波に対する電撃の閾値が周波数に比例して増大すること（人体の電撃に対する周波数特定）を模擬した回路である。

a　測定用器具

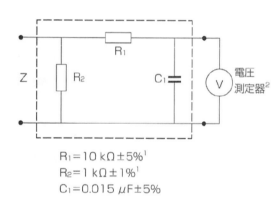

R$_1$＝10 kΩ±5%[1]
R$_2$＝1 kΩ±1%[1]
C$_1$＝0.015 μF±5%

b　周波数特性

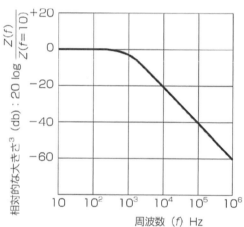

注記　上記の回路網および電圧測定器を図 8-11, 12, 13 では, 記号 —[MD]— に置き換える.
[1] 無誘導抵抗器
[2] 入力の抵抗は1MΩ以上, 容量は150 pF 以下
[3] $Z(f)$は, 回路網の伝達インピーダンス, すなわち, 周波数 f における V_{out}/I_{in} である.

（臨床工学講座　医用機器安全管理学　第２版. 医歯薬出版. 2020.　P157　図８－９より引用）

【正解　1】

<文　献>

篠原一彦ほか　編：臨床工学講座　医用機器安全管理学　第２版. 医歯薬出版. 2020.　P157〜P158
小野哲章ほか　編：臨床工学技士標準テキスト　第３版増補. 金原出版. 2019.　P521〜P522

◆過去５年間に出題された関連問題

[２９回－午後－問題４０]　　[３１回－午前－問題４２]　　[３２回－午前－問題４２]

［３４回−午後−問題４４］ 内容積3.5L の酸素ボンベの圧力調整器が 10MPa を示している。5L/min の流量で酸素を投与した場合の投与可能時間はおよそ何分か。（医用機器安全管理学）

1. 35
2. 70
3. 175
4. 350
5. 500

◆キーワード

高圧ガスボンベ　医療ガス　残量計算

◆解 説

高圧ガス容器（ボンベ）のガス残量の計算方法は、以下の式で表される。

ボンベ内容積 [L]× ボンベ内圧力 [MPa]× 10　= ガス残量 [L]
※大気圧がおおよそ 0.1MPa

設問のボンベ残量は、酸素ボンベの圧力調整器が 10MPa と示されているのでボンベ内圧力は 10MPa であり、

内容積 3.5 L　×　ボンベ内圧力 10MPa　×　10　= ガス残量　350 L

よって、ボンベ内ガス残量は 350L となり、5L/min で酸素を投与した場合の投与可能時間は以下のように求めることができる。

ボンベ内ガス残量　350　[L]　÷　5[L/min]＝　70　[min]

【正解　2】

＜文 献＞

篠原一彦ほか　編：臨床工学講座　医用機器安全管理学　第2版. 医歯薬出版. 2020. P98〜P100
小野哲章ほか　編：臨床工学技士標準テキスト　第3版増補. 金原出版. 2019. P531

◆過去5年間に出題された関連問題

［２９回−午後−問題６７］　［３２回−午後−問題４２］

電磁環境について**誤っている**のはどれか。（医用機器安全管理学）

1. ME 機器に対する携帯電話の推奨離隔距離は 1m である。
2. 携帯電話は受信状態がよい場合に送信出力が小さくなる。
3. 無線 LAN に影響を及ぼす ME 機器がある。
4. 医用テレメータは近隣病院との混信がありうる。
5. 医用テレメータの受信範囲を広げるには送信機の送信出力を上げる。

◆キーワード

電磁障害　電磁両立性（EMC）　離隔距離

◆解　説

　医療機器は外部からの電磁波によってさまざまな障害（電磁障害：EMI）を受ける。

　電磁的な環境で使用される電子機器は

　　①外に対して放出する電磁波を問題がないレベル以下に抑える能力

　　　　エミッション（emission：妨害抑制能力）

　　②ある程度の強さの電磁波を外から受けてもそれに耐え得る能力

　　　　イミュニテイ（immunity：妨害排除能力）

①と②を同時にもつことを電磁両立性：EMC（electro-magnetic compatibility）という。

1. 携帯電話の電波は端末から離れるにつれて弱くなるため、医療電気機器から一定の距離（離隔距離）を確保する必要があり、その目安は 1m とされている。携帯電話と植込み型医療機器との離隔距離は 15cm とされている。
2. 携帯電話は受信状態が悪い場合に送信出力が大きくなる。院内の携帯電話の使用については、電波が良好で携帯電話の送信出力が十分低いことを確認する必要がある。
3. 2.4GHz 帯の無線 LAN はさまざまな機器と共用しており、電波干渉が多い周波数帯となっている。
4. 医用テレメータは、近接する複数の医用テレメータ機器で同じ無線チャンネルが設定されると、混信して正しい患者情報が得られなくなる。
5. 医用テレメータの送信機のタイプは占有周波数帯域幅によって A、B、C、D、E の５つの型に分類されており、送信出力は E 型のみ 10mW 以下で、A 型を含む他の型は 1mW 以下と電波法で規定されている。

【正解　5】

<文　献>

篠原一彦ほか　編：臨床工学講座　医用機器安全管理学　第 2 版. 医歯薬出版. 2020. P115〜P123

小野哲章ほか　編：臨床工学技士標準テキスト　第 3 版増補. 金原出版. 2019. P538〜P543

◆過去５年間に出題された関連問題

　　［２９回－午前－問題４５］　　［３０回－午後－問題４５］　　　［３１回－午前－問題４６］

　　［３２回－午前－問題４６］　　［３３回－午前－問題４６］

［34回－午後－問題46］　N巻きコイル（右巻き）をダイオードD、抵抗Rからなる回路につなぎ（図1）、時間 t とともに変化する一様な磁界中に置いた。図2は、3つの時間領域、①、②、③における B の時間変化を表している。

図1における電流 I の有無について正しいのはどれか。

ただし、ダイオードは理想的とする。(医用電気電子工学)

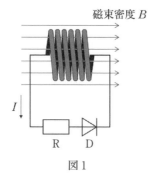

図1

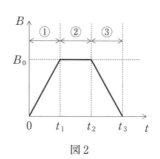

図2

	①	②	③
1.	電流あり	電流なし	電流なし
2.	電流あり	電流なし	電流あり
3.	電流あり	電流あり	電流あり
4.	電流なし	電流あり	電流なし
5.	電流なし	電流なし	電流あり

◆キーワード

ファラデーの電磁誘導の法則　レンツの法則　右ネジの法則　ダイオードの電流－電圧特性

◆解　説

　コイルを貫く磁束が時間的に変化するとき、コイルにはファラデーの電磁誘導の法則に従う誘導起電力（電圧）が発生する。この誘導起電力は、その誘導電流が作る磁束が、もとの磁束変化を妨げる方向に発生する。これをレンツの法則という。なお、電流と磁束の向きは右ネジの法則に従う。図1の回路に対して図2に示す磁束密度の変化を与える場合を考えると、次のようになる。

　領域①　図1に対して右向きの B が増加→コイルに対して左向きの磁束が生じる電流（I が正の方向）が発生

　領域②　図1の回路に B の変化がない→誘導起電力が発生しないので電流なし

　領域③　図1に対して右向きの B が減少→コイルに対して右向きの磁束が生じる電流（I が負の方向）が発生

　次に、これらの電流が図1の回路にあるダイオードDの電流－電圧特性を満たすかどうか考える。図1において、電流 I が正の方向はダイオードDの順方向に対応し、電流 I が負の方向はダイオードDの逆方向に対応する。すなわち、領域①で発生した誘導起電力による電流（I が正の方向）は回路を流れるが、領域③で発生した誘導起電力による電流（I が負の方向）は回路を流れることができない。

【正解　1】

<文　献>

小野哲章ほか　編：臨床工学技士標準テキスト　第3版増補. 金原出版. 2019. P168、P191

◆過去5年間に出題された関連問題

　該当なし

シールドについて正しいのはどれか。(医用電気電子工学)

a. フェライトは磁気シールド材として用いられる。
b. 真空にすると電気力線は遮断される。
c. 磁力線を遮断するには誘電体が適している。
d. 同軸ケーブルは静電シールドの機能をもっている。
e. 電磁波をシールドするには導電率の大きな材料が適している。

  1. a、b、c   2. a、b、e   3. a、d、e   4. b、c、d   5. c、d、e

◆キーワード

静電シールド　磁気シールド　電磁シールド

◆解　説

　シールドは外部の電磁界から回路や測定対象などを遮蔽する目的で使用し、遮蔽したい対象によって主に静電シールド、磁気シールド、電磁シールドに分けられる。

　静電シールドは、対象を導体で取り囲み、この導体を接地することで得られる。導体は常に等電位であり、その内部には電界が存在しないことを利用している。

　磁気シールドは、透磁率の高い磁性体で対象を取り囲む。磁力線が透磁率の高いシールド部に集中するため、内部には磁力線があまり入らない。

　電磁シールドは、対象を高周波の電磁波から遮蔽するために使用し、対象を導体で取り囲む。高周波に対する表皮効果のため、電磁波は導体内部では急速にゼロへと減衰する。

a. フェライトは透磁率が高く、磁気シールドに適した材料である。
b. 電気力線や磁力線は真空中でも途切れることはない。
c. 磁力線を遮断するには透磁率の高い磁性体が有効であり、誘電体とは無関係である。
d. 同軸ケーブルは、信号線（内部導体）の周りを絶縁してその周りを網状の導体線（外部導体）で取り囲んだケーブルである。通常は外部導体を接地線として用いるので、静電シールドの機能をもつ。
e. 導電率の大きな材料は表皮効果に優れるため、電磁シールドに適している。

【正解　3】

<文　献>

小野哲章ほか　編：臨床工学技士標準テキスト　第 3 版増補. 金原出版. 2019. P160、P167〜P168、P172〜 P173

◆過去５年間に出題された関連問題

該当なし

［３４回－午後－問題４８］　100 V の電圧を加えると 5 W の電力を消費する抵抗器に、0.2 A の電流を流したときの消費電力 ［W］ はどれか。(医用電気電子工学)

    1.　4
    2.　20
    3.　25
    4.　80
    5.　400

◆キーワード

抵抗　電力　オームの法則

◆解　説

　抵抗 R における電圧 V と電流 I の関係は、オームの法則により $V = RI$ である。また、このとき抵抗 R で消費される電力 P は $P = VI$ である。

　問題の抵抗器の抵抗を R とすると、$V_1 = 100$ V を加えたときの消費電力 P_1 が 5 W ということから、流れている電流 I_1 は $I_1 = 0.05$ A であり、オームの法則より $R = V_1 / I_1 = 2$ kΩ とわかる。

　2 kΩ の抵抗に $I_2 = 0.2$ A の電流を流したときにかかる電圧 V_2 は $V_2 = RI_2 = 400$ V である。よって、このときの消費電力 P_2 は $P_2 = V_2 I_2 = 400 \times 0.2 = 80$ W となる。

【正解　4】

＜文　献＞

　小野哲章ほか　編：臨床工学技士標準テキスト　第 3 版増補. 金原出版. 2019. P163、P182～P183

◆過去５年間に出題された関連問題

　該当なし

[34回－午後－問題49]　コンデンサを 10 V に充電した後、100 Ω の抵抗で放電した場合のコンデンサにかかる電圧の経時変化を図の片対数グラフに示す。

コンデンサの静電容量 [F] はどれか。(医用電気電子工学)

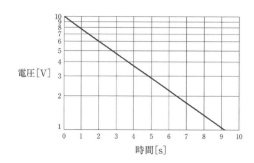

1. 0.02
2. 0.04
3. 0.1
4. 0.2
5. 0.4

◆キーワード

時定数　過渡現象

◆解 説

電圧 V [V] で充電された静電容量 C [F] のコンデンサを抵抗 R [Ω] を通して放電する場合、時刻 t [s] におけるコンデンサの電圧 $v_C(t)$ [V] は、

$$v_C(t) = V \exp\left(-\frac{1}{CR}t\right) \ [\text{V}]$$

と表される。この式に $t = 0$ s を代入すると $v_C(0) = V$ [V] となり、 $t \to \infty$ の極限では $v_C(t) \to 0$ に収束することがわかる。すなわち、この式はコンデンサの放電に伴う電圧の減少を表している。

また $t = CR$ [s] のとき、$v_C(CR) = \frac{V}{e}$ [V] となり、コンデンサの電圧がもとの電圧 V [V] の $\frac{1}{e}$ 倍 (およそ 0.37 倍) となる。この CR [s]、すなわち CR 回路において静電容量 C [F] と抵抗 R [Ω] の積を時定数 τ [s] という。$v_C(t)$ [V] が V [V] から放電する過程で、時定数が大きいと緩やかな放電となり、時定数が小さいと速やかな放電となる。

設問のグラフを見ると、10 V で充電されていたコンデンサの電圧がその $\frac{1}{e}$ 倍、およそ 3.7 V となるのは、放電開始から 4 s 程度経過した後であるので、この CR 回路の時定数 τ [s] は 4 s となる。このとき、$R = 100$ Ω であるので、求める C [F] は $C = 0.04$ F となる。

【正解　2】

<文 献>

小野哲章ほか　編：臨床工学技士標準テキスト　第3版増補. 金原出版. 2019. P184〜P186

◆過去5年間に出題された関連問題

［29回－午前－問題48］　　［30回－午前－問題49］　　［32回－午後－問題48］
［33回－午後－問題49］

[３４回－午後－問題５０]　　複素数の偏角が $-\dfrac{\pi}{4}$ rad となるのはどれか。

　　ただし、jは虚数単位である。(医用電気電子工学)

1. $1 + j$
2. $1 - j$
3. $1 + 2j$
4. $1 - 2j$
5. $2 + \sqrt{3}\,j$

◆キーワード

複素数　複素平面　偏角

◆解 説

　複素数の偏角とは、複素数を複素平面で表したときに原点と複素数を結ぶ直線が複素平面の実軸となす角（実軸から反時計回りの角度が正、時計回りの角度が負）を意味する。これをまとめたのが以下の図である。

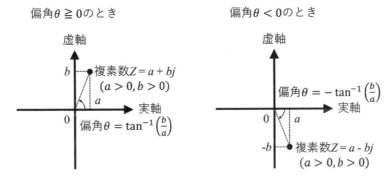

図　複素平面上に複素数を表したときの偏角

　このことから、偏角が $-\dfrac{\pi}{4}$ rad $= -45°$ となる複素数 $Z = a - bj$ $(a > 0, b > 0)$ は $\dfrac{b}{a} = \tan\left(\dfrac{\pi}{4}\right) = 1$

を満たす必要がある。選択肢のうち、虚部が負、かつ $\dfrac{b}{a} = 1$ を満たすのは $1 - j$ である。

【正解　2】

<文 献>

　小野哲章ほか　編：臨床工学技士標準テキスト　第3版増補. 金原出版. 2019. P179～P181

◆過去5年間に出題された関連問題

　［２９回－午前－問題６３］　　［３０回－午後－問題６３］　　［３２回－午後－問題６２］
　［３３回－午後－問題６２］

特性グラフは図２のようになった。このとき、このダイオードの順方向電圧 V_F と逆方向降伏電圧 V_R はどれ
か。（医用電気電子工学）

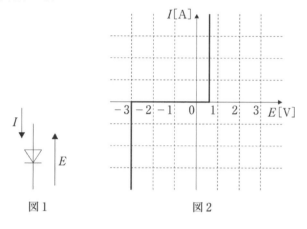

図１　　　　　　　　　　　　図２

1.　$V_F =$　　0.6V　　　$V_R = -3.0$V

2.　$V_F = -0.6$V　　　$V_R = -3.0$V

3.　$V_F = -0.6$V　　　$V_R =$　3.0V

4.　$V_F = -3.0$V　　　$V_R =$　0.6V

5.　$V_F =$　3.0V　　　$V_R =$　0.6V

◆キーワード

ダイオード　降伏電圧

◆解　説

　ダイオードは順方向であっても、ある程度の電圧を印加しないと電流は流れない。図２を見ると順方向に 0.6 V
の電圧を印加したときに電流が流れていることが読み取れる。またダイオードは逆方向にある一定以上の電圧を印
加した際に大電流が流れる特性をもつ。この現象を降伏現象（ブレークダウン）と呼び、このときの電圧を降伏電
圧と呼ぶ。図２を見ると逆方向に３ V の電圧を印加したときに電流が流れていることから、順方向（E の向き）を
基準にすると－３ V を印加したときに図１の電流の向きと逆方向に電流が流れる。

　よって、順方向電圧 V_F は 0.6 V であり、逆方向降伏電圧 V_R は－３ V であることが図２から読み取れる。

【正解　1】

<文　献>

中島章夫ほか　編：臨床工学講座　医用電子工学　第２版. 医歯薬出版. 2015. P15～P16

◆過去５年間に出題された関連問題

　［３０回－午前－問題５２］　　［３０回－午後－問題５３］　　［３１回－午後－問題５２］

[３４回－午後－問題５２]　図の回路の V_o が、$V_1=2V$、$V_2=3V$ のときの V_o と同じになるのはどれか。ただし、A は理想演算増幅器とする。(医用電気電子工学)

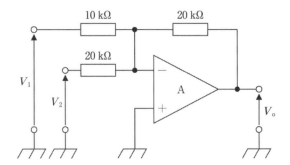

a.　$V_1=$　　5V　　　$V_2=$　　6V

b.　$V_1=$　　4V　　　$V_2=$　$-1V$

c.　$V_1=$　　3V　　　$V_2=$　　1V

d.　$V_1=$　$-1V$　　$V_2=$　　0V

e.　$V_1=$　　1V　　　$V_2=$　　2V

　　1. a、b　　　2. a、e　　　3. b、c　　　4. c、d　　　5. d、e

◆キーワード

加算回路

◆解　説

　図のように、オペアンプのマイナス端子側に接続された抵抗および直流電源をそれぞれ R_1、R_2 および R_3 とするとき、この回路の出力 Vo は

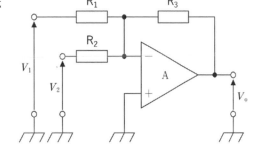

$$V_o = -\left(\frac{R_3}{R_1}V_1 + \frac{R_3}{R_2}V_2\right)$$

で求めることができる。設問の値を入力すると

$$V_o = -\left(\frac{20\ \mathrm{k\Omega}}{10\ \mathrm{k\Omega}}V_1 + \frac{20\ \mathrm{k\Omega}}{20\ \mathrm{k\Omega}}V_2\right)$$

$$= -(2 \times V_1 + 1 \times V_2)　\cdots\cdots①$$

$$= -(2 \times 2\ \mathrm{V} + 1 \times 3\ \mathrm{V}) = -7\ \mathrm{V}$$

となり、Vo は $-7\ \mathrm{V}$ であることがわかる。

　式①より、V_1 に 2 をかけ、V_2 に 1 をかけた和が 7 となるのは、$V_1=4V$、$V_2=-1V$ のときと $V_1=3V$、$V_2=1V$ のときであり、正解は 3 となる。

【正解　3】

＜文　献＞

中島章夫ほか　編：臨床工学講座　医用電子工学　第 2 版. 医歯薬出版. 2015. P120～P121

◆過去５年間に出題された関連問題

　[２９回－午後－問題５４]　　[３２回－午後－問題５５]

図の回路において V_i に3Vを入力したときの V_o [V] はどれか。

ただし、Aは理想演算増幅器とする。(医用電気電子工学)

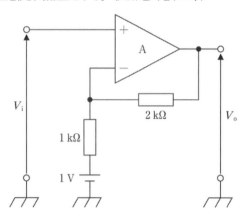

1. 1
2. 3
3. 5
4. 7
5. 9

◆キーワード

非反転増幅回路

◆解　説

　図のように、オペアンプのマイナス端子側に接続された抵抗を R_1、R_2、直流電源を E、a の箇所の電圧を V_a とする。またイマジナリーショートにより $V_a = V_i$ となる。このとき回路に流れる電流は $I = \frac{V_a - E}{R_1} = \frac{V_i - E}{R_1}$ となる。電流 I がオペアンプの出力端子から $R_2 \rightarrow R_1 \rightarrow E$ の順に流れるとすると、この回路の出力電圧は

$$V_o = IR_2 + IR_1 + E = I(R_2 + R_1) + E = \frac{V_i - E}{R_1}(R_2 + R_1) + E$$

となる。これを整理すると

$$V_o = \left(\frac{R_2}{R_1} + 1\right)V_i - \frac{R_2}{R_1}E$$

となる。この回路の出力電圧 V_o は、入力電圧を V_i とする
非反転増幅回路と、入力電圧を E とする反転増幅回路のそれ
ぞれの出力電圧を足し合わせたものである。

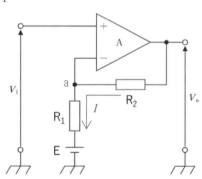

$$V_o = \left(\frac{2\ \text{k}\Omega}{1\ \text{k}\Omega} + 1\right) \times 3\ \text{V} - \frac{2\ \text{k}\Omega}{1\ \text{k}\Omega} \times 1\ \text{V} = 9\ \text{V} - 2\ \text{V} = 7\ \text{V}$$

【正解　4】

<文　献>

　中島章夫ほか　編：臨床工学講座　医用電子工学　第2版．医歯薬出版．2015．P108～P110

◆過去5年間に出題された関連問題

　［２９回－午前－問題５２］

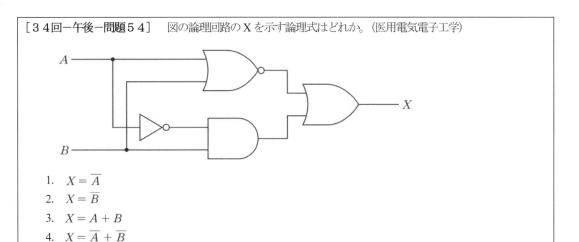

[３４回－午後－問題５４]　図の論理回路の X を示す論理式はどれか。(医用電気電子工学)

1. $X = \overline{A}$
2. $X = \overline{B}$
3. $X = A + B$
4. $X = \overline{A} + \overline{B}$
5. $X = \overline{A + B}$

◆キーワード

論理回路

◆解　説

　図に示すように、各論理素子の出力を一つずつ考えると、素子 NOR の出力は $\overline{A+B}$ であり、素子 AND の出力は $\overline{A} \cdot B$ である。最後の段にある素子 OR には素子 NOR の出力と素子 AND の出力がそれぞれ入力されるため、素子 OR の出力 X は $\overline{A+B} + \overline{A} \cdot B$ である。

　ド・モルガンの定理より、$\overline{A+B} = \overline{A} \cdot \overline{B}$ であることから、

$$X = \overline{A} \cdot \overline{B} + \overline{A} \cdot B$$
$$= \overline{A} \cdot (\overline{B} + B)$$
$$= \overline{A} \cdot 1$$
$$= \overline{A}$$

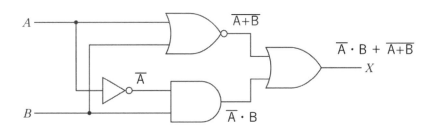

【正解　1】

<文　献>

戸畑裕志ほか　編：臨床工学講座　医用情報処理工学　第２版. 医歯薬出版. 2019. P29～P39

◆過去５年間に出題された関連問題

　[２９回－午前－問題６１]　　[３１回－午前－問題６２]　　[３２回－午後－問題５９]

[３４回－午後－問題５５]　19200bps の伝送路で時分割多重通信方式（TDM）により複数チャネルを同時通信する場合、全てのチャネルが 300byte/s 以上の伝送速度を確保可能なチャネル数の最大値はどれか。（医用電気電子工学）

    1.　1
    2.　2
    3.　4
    4.　8
    5.　16

◆キーワード

分割多重方式

◆解　説

　複数の回線からの信号（チャネル）を、1 つの回線で送受信する方式を多重通信方式とよぶ。多重通信には、時間に分けて行う方法、周波数を変えて行う方法、符号を変えて行う方法などがある。時分割多重通信方式（Time Division Multiplexing）は一定の短い時間間隔ごとにチャネルを切り替えながら、信号を送る方式である。

　設問の値は全体の伝送速度とチャネルの伝送速度の単位がそろっていないため、単位をどちらも bit/s にそろえる。1 byte=8 bit であるため、各チャネルで確保したい伝送速度は 300 byte/s=2400 bit/s となる。1 チャネルあたり 2400 bit/s の伝送速度を確保する場合、確保可能なチャネル数は 19200 bit/s÷2400 bit/s=8 となり、8 チャネルまでであれば全てのチャネルが 300 byte/s 以上の伝送速度を確保できる。

【正解　4】

<文　献>

　戸畑裕志ほか　編：臨床工学講座　医用情報処理工学　第 2 版. 医歯薬出版. 2019. P158～P159

◆過去５年間に出題された関連問題

　　[２９回－午前－問題５６]　　[３０回－午後－問題５６]

［34回－午後－問題56］ CPU について**誤っている**のはどれか。（医用電気電子工学）

1. 演算ユニット、制御ユニット、一時記憶ユニットから構成される。
2. 主記憶装置から命令を読込んで解読し、実行する。
3. マルチコア CPU では複数の処理を並列に実行することができる。
4. 64 ビット CPU では一度に処理するデータ長が 64 ビットである。
5. CPU の構造が同じであれば、クロック周波数が低いほど処理速度が速い。

◆キーワード

CPU

◆解　説

　CPU（Central Processing Unit：中央処理装置）はコンピュータの頭脳にあたるもので、主記憶装置内からプログラムに書かれた命令やデータの読み出し、四則演算や論理演算など行う演算装置と、主記憶装置から命令を解読し、データの転送あるいは入出力装置のような他の装置の制御を行う制御装置を合わせたものをいう。現在のコンピュータの CPU は、マイクロプロセッサと呼ばれる 1 個の LSI（Large Scale Integration：大規模集積回路）で構成される。

1. CPU は演算ユニットと制御ユニットから構成されるのが一般的であるが、より詳細に見ると主記憶装置から読み込んだ命令やデータを一時的に記憶しておくキャッシュメモリや、演算装置での計算結果を一時的に記憶しておくためのレジスタなどの一時記憶ユニットを利用して処理が進められる。
2. CPU は、① 命令の読み込み（フェッチ）、② 命令の解読（デコード）、③ 命令の実行の基本的な手順を繰り返すことにより、主記憶装置に記憶されているプログラムを実行する。
3. マルチコア CPU とは、1 つの CPU 内に命令を実行するプロセッサコアが 2 つ以上ある CPU のことをいう。マルチコア CPU はサイズが大きくなる傾向にあるが、複数の処理を並列に実行できることから、消費電力や発熱量を抑えながら性能向上を実現することが可能である。
4. コンピュータに搭載される CPU には、32 ビット CPU や 64 ビット CPU 等がある。このビット数は CPU が扱える情報量で、64 ビット CPU は 2^{64} の情報を同時に扱うことができることを示す。
5. クロック周波数とは、CPU の性能を表す指標で、単位は Hz である。クロック周波数が高いほど、CPU の処理速度は速い。

【正解　5】

<文　献>
戸畑裕志ほか　編：臨床工学講座　医用情報処理工学　第 2 版. 医歯薬出版. 2019. P57〜P64

◆過去 5 年間に出題された関連問題
　［29回－午前－問題57］　［30回－午前－問題58］　［31回－午後－問題57］

1.　14
2.　15
3.　24
4.　40
5.　120

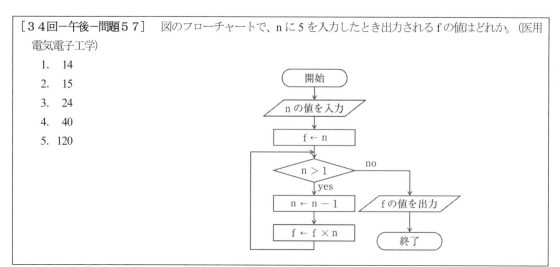

◆キーワード

フローチャート

◆解　説

　フローチャートは、各構成要素を示す図形（角丸四角形：開始・終了、平行四辺形：データの入力・出力、四角形：データ処理、ひし形：条件判断）と矢印によって表され、それらに従って処理を行っていく。

　設問では、開始後ｎに５が入力され、変数ｆに５が設定される。その後、ｎ＞１が成り立たなくなるまで、下記のように処理が繰り返される。

繰り返し	ｎ＞１	ｎ←ｎ－１	ｆ←ｆ×ｎ
1巡目	yes	4	20
2巡目	yes	3	60
3巡目	yes	2	120
4巡目	yes	1	120
5巡目	no		

　よって、5巡目に繰り返しが終了し、出力されるｆは120である。

【正解　5】

<文　献>

　戸畑裕志ほか　編：臨床工学講座　医用情報処理工学　第2版. 医歯薬出版. 2019.　P106～P112

◆過去5年間に出題された関連問題

　[２９回－午前－問題５８]　　[３０回－午前－問題５９]　　[３１回－午後－問題５８]
　[３３回－午前－問題５９]

[３４回－午後－問題５８]　標的型攻撃メールの特徴について**誤っている**のはどれか。（医用電気電子工学）
1. 特定組織（官公庁、企業、医療機関等）の機密情報の窃取を目的とする。
2. 件名、本文、添付ファイル名を業務に関連したものに偽装する。
3. 本文や添付ファイルに記載したリンク先にウイルスを仕込む。
4. 組織が頻繁に利用するウェブサイトを改ざんしウイルスを仕込む。
5. 大量のスパムメールを不特定多数に送信する。

◆キーワード

情報セキュリティ

◆解　説

　標的型攻撃メールとは、「対象の組織から重要な情報を盗むことなどを目的として、組織の担当者が業務に関係するメールだと信じて開封してしまうように巧妙に作り込まれたウイルス付きのメール」のことである（総務省ホームページより引用）。組織の中の一人の職員が、このメールの添付ファイルを開いたり、リンクをクリックしただけでも、情報を盗み出すウイルスに感染し、機密情報が漏洩することもある。特にメール本文に添付されたリンクは、ウイルス対策ソフトでは検出されにくい面もあるため、不審なメール自体をいかに開封しないかが重要である。

1. 標的型とあるように、特定の組織や企業を狙い重要な情報を盗むことを目的としている。
2. 受信者をだまそうと業務に関連したもので偽装されていることが多い。また、メールの件名や内容を「緊急」や「重要」など、受信者側の興味を引いたり、読まなければならないと思わせたりするよう細工がされている。
3. 添付フィアルを開封したり、リンクをクリックしただけでも情報を盗み出すウイルスに感染し、機密情報が漏洩する事態に陥ることがある。
4. 受信者を巧妙にだまそうとして、ウェブサイトの脆弱性をついてサイトを改ざんし、ウイルスを仕込み訪問者に感染させることもある。
5. スパムメールとは、受信者の意向を無視して一方的かつ不特定多数に繰り返し送信する迷惑メールのことをいう。

【正解　5】

<文　献>

戸畑裕志ほか　編：臨床工学講座　医用情報処理工学　第２版. 医歯薬出版. 2019. P219～P235

◆過去５年間に出題された関連問題

　　［２９回－午前－問題５９］　　［３０回－午後－問題５９］　　［３１回－午前－問題６０］
　　［３２回－午後－問題５８］　　［３３回－午後－問題５９］

　16進数の減算 4A－25 の結果を 10 進数で表したのはどれか。（医用電気電子工学）
　　　1.　19
　　　2.　25
　　　3.　31
　　　4.　37
　　　5.　49

◆キーワード

16 進数　2 進数

◆解　説

　16進数は 0 から 9 の数字と A から F のアルファベットで表される。アルファベットはそれぞれ、A＝10、B＝11、C＝12、D＝13、E＝14、F＝15 に対応する。また、16 進数の四則演算は 10 進数に変換してから計算するとよい。そこで、$4A_{(16)}$ と $25_{(16)}$ をそれぞれ 10 進数に変換してから減算を行う。16 進数から 10 進数への変換は位置取り記数法を用いる。これは各桁の値とその桁の重みを掛け、全ての桁を足し合わせて求める方法で下記の通りとなる。

$$4A_{(16)} = 4 \times 16^1 + 10 \times 16^0$$
$$= 64 + 10$$
$$= 74_{(10)}$$

$$25_{(16)} = 2 \times 16^1 + 5 \times 16^0$$
$$= 32 + 5$$
$$= 37_{(10)}$$

よって、$4A_{(16)} - 25_{(16)} = 74_{(10)} - 37_{(10)}$
$$= 37_{(10)}$$

【正解　4】

<文　献>
戸畑裕志ほか　編：臨床工学講座　医用情報処理工学　第 2 版. 医歯薬出版. 2019. P15～P19

◆過去5年間に出題された関連問題
　　［２９回－午前－問題６０］　　［３０回－午前－問題６１］　　［３１回－午前－問題６１］
　　［３２回－午前－問題６０］

［３４回－午後－問題６０］ 論理演算 $\overline{X \cdot Y}$ を求める論理回路がある。図のようなX、Yを入力した時の出力はどれか。（医用電気電子工学）

1. A
2. B
3. C
4. D
5. E

入力

出力

◆キーワード

論理演算　論理式　真理値表

◆解　説

　コンピュータの演算はすべてデジタル信号で処理され、電圧が高い（High：1）か、低い（Low：0）か、もしくはスイッチがON（1）か、OFF（0）かなど、1と0で表される2進法を使用している。設問では、横軸が時間の入力波形が与えられており、各区間（t_0~t_4）において1と0が切り替わっている。論理演算 $\overline{X \cdot Y}$ はNAND（否定論理積）であり、入力XとYに対する出力は下記の表の通りとなる。

区間	入力		出力
	X	Y	$\overline{X \cdot Y}$
t_0~t_1	0	0	1
t_1~t_2	1	0	1
t_2~t_3	1	1	0
t_3~t_4	0	1	1

　よって、出力の波形として正しいのは選択肢Bである。

【正解　2】

<文　献>

戸畑裕志ほか　編：臨床工学講座　医用情報処理工学　第2版. 医歯薬出版. 2019. P29~P44

◆過去5年間に出題された関連問題

［２９回－午後－問題６０］

[３４回－午後－問題６１]　生体時系列信号の解析手法と用途の組合せで正しいのはどれか。（生体計測装置学）

1. ローパスフィルタ ――――― 聴覚誘発電位の検出
2. FFT ――――――――――― 周波数分析
3. 微分法 ――――――――― 基線動揺の除去
4. 加算平均法 ―――――――― 平滑化
5. 移動平均法 ―――――――― 波形パターンの認識

◆キーワード

信号処理　周波数分析　雑音対策　フィルタ

◆解　説

　生体時系列信号とは、心電図や筋電図、脳波など時間と共に変化する値が連続した信号をいう。このような生体時系列信号の計測では、目的とする信号のほかに、生体内外からさまざまな雑音（ノイズ）が混入することがある。それらのノイズを除去または抑制してから解析を行う。

1. ローパスフィルタ（低域通過フィルタ）は、周波数が高い成分を減衰させるフィルタで、心電図信号に混入した筋電図ノイズのような高い周波数成分をもつ雑音除去に適している。
2. FFT（高速フーリエ変換）は、時系列信号の中に含まれる周期的な変動を抽出する処理方法である。生体信号の周期的変動を把握し、どの周波数成分がどの程度の大きさで含まれているかを分析するために用いられる。
3. 微分法は、変化率を求める手法である。画像中の物体の輪郭部分では値の変化率が大きいため、画像を微分処理すると、輪郭が強調された画像を得ることができる。
4. 加算平均法は、同じ条件による測定を繰り返し行い、得られた信号を同期させて平均化することで、不規則な雑音を除去する方法である。同期加算法やアベレージングともいう。大脳誘発電位の計測に用いられる手法である。
5. 移動平均法は、時系列信号の隣接する複数個の値の平均をとり、それを代表値とすることで不要な雑音成分を抑制する方法である。平滑化法やスムージングともいう。

【正解　2】

<文　献>

　戸畑裕志ほか　編：臨床工学講座　医用情報処理工学　第２版．医歯薬出版．2019．P49～P55

◆過去５年間に出題された関連問題

　［２９回－午後－問題６１］　　［３０回－午前－問題２６］　　［３１回－午前－問題６３］
　［３３回－午後－問題６１］

[３４回－午後－問題６２] 　図のブロック線図における全体の伝達関数はどれか。（医用電気電子工学）

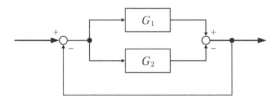

1. $\dfrac{G_1 + G_2}{1 - G_1 - G_2}$

2. $\dfrac{G_1 - G_2}{1 - G_1 - G_2}$

3. $\dfrac{G_1 - G_2}{1 - G_1 + G_2}$

4. $\dfrac{G_1 - G_2}{1 + G_1 - G_2}$

5. $\dfrac{G_1 + G_2}{1 + G_1 + G_2}$

◆キーワード

伝達関数　ブロック線図

◆解説

　図のブロック線図では、並列結合となっている 2 つの要素うち、G_1 がポジティブフィードフォワード結合で、G_2 がネガティブフィードフォワード結合で加え合わせられているため、下図のように構造を簡略化できる。

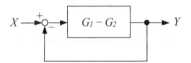

　こうすることにより、典型的なネガティブフィードバック結合となり、全体の伝達関数を次のように計算できる。

$Y = (X - Y) \cdot (G_1 - G_2)$

$Y = X \cdot G_1 - X \cdot G_2 - Y \cdot G_1 + Y \cdot G_2$

$Y + Y \cdot G_1 - Y \cdot G_2 = X \cdot G_1 - X \cdot G_2$

$Y(1 + G_1 - G_2) = X \cdot G_1 - X \cdot G_2$

　よって、伝達関数(Y/X)は

$$Y/X = \dfrac{G_1 - G_2}{1 + G_1 - G_2}$$

【正解　4】

＜文　献＞

嶋津秀昭ほか　著：臨床工学講座　医用システム・制御工学. 医歯薬出版. 2013. P89～P94

◆過去５年間に出題された関連問題

［２９回－午後－問題６２］　　［３０回－午前－問題５７］　　［３１回－午前－問題５７］

［３２回－午前－問題５７］　　［３３回－午前－問題５７］

［３４回－午後－問題６３］ 一酸化窒素吸入療法について正しいのはどれか。（生体機能代行装置学）
 a. 一酸化窒素には血管拡張作用がある。
 b. 一酸化窒素は酸化されて有害な二酸化窒素になる。
 c. 一酸化窒素はヘモグロビンと結合すると失活する。
 d. 一酸化窒素吸入により換気血流不均等が悪化する。
 e. 一酸化窒素吸入によりメトヘモグロビンが減少する。

 1. a、b、c   2. a、b、e   3. a、d、e   4. b、c、d   5. c、d、e

◆キーワード

一酸化窒素　内因性血管拡張物質

◆解　説
　一酸化窒素（NO）は、血管内皮細胞で産生され平滑筋に作用して拡張作用を示す内因性血管拡張物質である。正常肺において肺血管内皮細胞で産生されており、肺血管平滑筋に作用して肺血管を拡張させ肺血管抵抗を低く保つのに役立っている。

　NO吸入療法は、経気道的にNOを肺に投与し肺血管平滑筋を拡張させ肺高血圧症の改善を期待する治療法である。また肺血管拡張によって肺血流が増加し、換気血流比（V/Q比）や肺内シャントの改善が期待される。

　吸入されたNOは、肺胞から組織に吸収され肺血管平滑筋に作用して肺血管を拡張させる。肺血管平滑筋の拡張に関与しなかったNOは肺血管内へと拡散し、赤血球のヘモグロビン（Hb）と結合してメトヘモグロビン（Met-Hb）となり数秒で不活化（失活）されるため、NOが体血管系に作用することはなく肺に限局的に作用する。

　一方でNOは、空気中の酸素と反応して二酸化窒素（NO₂）に酸化される。NO₂が気道内に入ると水和して硝酸や亜硝酸となり気道や肺を損傷するおそれがあるため、NOが人工呼吸回路内から室内に漏出しないよう対策が必要となる。

d. 一酸化窒素吸入によって肺血管が拡張し肺血流が増加する。このため換気血流比（V/Q比）が改善する。
e. 一酸化窒素は赤血球中のHbと結合してMet-Hbとなる。このため血中Met-Hb量は増加する。

【正解　1】

<文　献>
　小野哲章ほか　編：臨床工学技士標準テキスト　第3版増補. 金原出版. 2019. P361
　奥津芳人ほか：図説ICU 呼吸管理編. 真興交易. 2007. P493〜P494
　丸山一男：一酸化窒素（NO）吸入療法の手引き. マリンクロット ファーマ㈱

◆過去5年間に出題された関連問題
　該当なし

［３４回－午後－問題６４］　パルスオキシメータについて正しいのはどれか。（生体機能代行装置学）

1. 動脈血酸素分圧を測定する。
2. 足趾では測定できない。
3. 紫外光の吸光度により判定する。
4. 循環不全では動脈波の検出が難しい。
5. マニキュアの影響は受けない。

◆キーワード

パルスオキシメータ

◆解　説

　パルスオキシメータでは、赤色光（波長：660nm）と赤外光（波長：940nm）の２つの光を指尖部に当て透過（反射）してきた光の吸光度から動脈血酸素分圧（SpO$_2$）を算出する。酸化されたHb（オキシHb）は赤外光を強く吸光し、還元されたHb（デオキシHb）は赤色光を吸光する。同時に動脈による拍動成分を検出することで、組織や静脈血による吸光特性を除外することが可能であり、動脈血の酸素飽和度を経皮的に抽出することができる。

　測定値に影響を及ぼす原因は下記の通りとなる。

【 SpO$_2$ ＜ SaO$_2$ 】

・末梢循環不全
・メトヘモグロビン血症
・色素（ICG）注入
・マニキュア

【 SpO$_2$ ＞ SaO$_2$ 】

・カルボキシヘモグロビン血症（一酸化炭素中毒症）

1. 動脈血酸素分圧（PaO$_2$）ではなく経皮的動脈血酸素飽和度（SpO$_2$）を測定する。
2. 指尖部（手指もしくは足趾）にプローブを装着して測定する。
3. 測定には紫外光ではなく、赤色光と赤外光が使用されている。
4. 循環不全では動脈の拍動が末梢まで届きづらいため、正確に拍動成分を検出することができない。
5. マニキュアにより光の吸光特性が変化して測定値は低下する。

【正解　4】

＜文　献＞

　小野哲章ほか　編：臨床工学技士標準テキスト　第３版増補．金原出版．2019．P494

◆過去５年間に出題された関連問題

　　［２９回－午後－問題２０］　　［３１回－午後－問題２０］　　［３２回－午前－問題３０］

　　［３２回－午後－問題２２］　　［３３回－午後－問題２０］

人工呼吸中のファイティングの原因として考え**にくい**のはどれか。（生体機能代行装置学）

1. 不適切な換気パターン
2. 気道分泌物の貯留
3. 鎮静薬の投与不足
4. 血圧の低下
5. 咳嗽発作

◆キーワード

ファイティング　バッキング　咳嗽反射

◆解　説

　ファイティングは、患者の自発呼吸の呼気と人工呼吸器による吸気が競合する現象である。人工呼吸管理下の患者に自発呼吸が出現している状況で、人工呼吸器のモードやトリガ感度の設定不適合（不適切な換気パターン）によって発生するほか、挿管チューブの閉鎖や屈曲、患者の精神的不安（鎮痛・鎮静が不十分）でも発生する。

　バッキングは気道粘膜の刺激によって生じる咳嗽反射であり、気道内分泌物の貯留や挿管チューブによる刺激、気管吸引、カフトラブルによって発生する。

　ファイティングとバッキングによる影響としては、患者の胸腔内圧・気道内圧の上昇や換気不全、ストレス過多を引き起こす。胸腔内圧や気道内圧が上昇すると気胸などの圧外傷を生じるほか、頭蓋内圧の上昇や静脈還流量の低下により心拍出量が低下して結果として血圧低下を招くおそれがある。換気不全では低酸素血症や高二酸化炭素血症を招くおそれがある。患者ストレスが過多になると血中カテコラミン量が増加して結果として高血圧や不整脈を招くおそれがある。

4. 血圧低下はファイティングやバッキングの原因とはならない。

【正解　4】

<文　献>
　小野哲章ほか　編：臨床工学技士標準テキスト　第3版増補. 金原出版. 2019. P354
　奥津芳人ほか：図説 ICU 呼吸管理編. 真興交易. 2007. P680

◆過去5年間に出題された関連問題
　該当なし

［３４回－午後－問題６６］ 高気圧酸素治療の効果について**誤っている**のはどれか。（生体機能代行装置学）

1. 自然気胸を改善する。
2. 気体による周囲組織の圧迫を解除する。
3. 低酸素の末梢組織を酸素化する。
4. 体内組織に溶解した窒素を速やかに体外へ排出する。
5. 一酸化炭素ヘモグロビンを速やかに解離する。

◆キーワード

高気圧酸素治療　効果　合併症

◆解　説

　高気圧酸素療法は、高気圧環境下で酸素を投与することによって「環境気圧の物理的上昇による効果」および「動脈血酸素分圧（溶解型酸素）の増加による低酸素血症の改善効果」、「動脈血酸素分圧（溶解型酸素）の増加と環境気圧の物理的上昇との相乗効果」、「酸素の毒性を応用した薬理効果」を期待して行われる治療法である。

　各効果の適応病態は以下の通りである。

　「環境気圧の物理的上昇による効果」

　減圧症、ガス塞栓症、イレウス

　「動脈血酸素分圧（溶解型酸素）の増加による低酸素血症の改善効果」

　一酸化炭素中毒症、出血性ショック、末梢血行障害、減圧症、急性期脳梗塞、

　「動脈血酸素分圧（溶解型酸素）の増加と環境気圧の物理的上昇との相乗効果」

　減圧症、ガス塞栓症、麻痺性イレウス

　「酸素の毒性を応用した薬理効果」

　ガス壊疽、重症感染症、放射線や抗がん剤と併用される悪性腫瘍

1. 自然気胸の多くは気腫性嚢胞が破裂することによって発生する。気腫性嚢胞がある患者に高気圧酸素治療を行った場合、嚢胞部分に残った空気が減圧時に膨張して嚢胞破裂を引き起こすため、未治療の自然気胸は高気圧酸素治療の適応禁忌とされる。
2. 環境気圧の物理的上昇により気体の体積を収縮させ周囲組織の圧迫を解除する。
3. 動脈血酸素分圧（溶解型酸素）の増加による低酸素血症の改善効果によって末梢の低酸素を改善する。
4. 動脈血酸素分圧（溶解型酸素）の増加と環境気圧の物理的上昇との相乗効果によって体内組織に溶解した窒素を速やかに体外へ排出する（洗い出し効果）。
5. 動脈血酸素分圧（溶解型酸素）の増加によって一酸化炭素ヘモグロビンの解離を促す。

【正解　1】

<文　献>

　廣瀬　稔ほか　編：臨床工学講座　生体機能代行装置学　呼吸療法装置　第2版. 医歯薬出版. 2019. P92〜P113

◆過去5年間に出題された関連問題

　　［２９回－午後－問題６６］　　［３０回－午後－問題６９］　　［３２回－午前－問題６８］

　　［３２回－午後－問題６３］　　［３３回－午前－問題６５］

 1. 慢性心不全に用いられる。

 2. 肺高血圧症に用いられない。

 3. 慢性閉塞性肺疾患（COPD）の予後を改善しない。

 4. 動脈血の二酸化炭素分圧の確認は不要である。

 5. 吸気デマンドバルブで酸素ボンベの使用時間は10倍に伸びる。

◆キーワード

在宅酸素療法　適応疾患　COPD　慢性閉塞性肺疾患

◆解　説

 在宅酸素療法の対象患者は、PaO_2 が55mmHg以下の者および PaO_2 が60mmHg以下で睡眠時または運動負荷時に著しい低酸素血症を来す者である。具体的な適応疾患は、①高度慢性呼吸不全例および②肺高血圧症、③慢性心不全、④チアノーゼ性先天性心疾患である。最も多い疾患はCOPD（慢性閉塞性肺疾患）である。

1. 慢性心不全は在宅酸素療法の適応疾患である。

2. 肺高血圧症は在宅酸素療法の適応疾患である。

3. 在宅酸素療法によるCOPDの予後の改善について、15時間以上の酸素吸入はCOPD患者の生命予後を改善させ、19時間以上ではさらに効果が高いことが明らかになっている。

4. 呼吸不全の判定（Ⅰ型もしくはⅡ型）には動脈血二酸化炭素分圧の測定が必要である。在宅酸素療法では酸素分圧測定を月1回程度実施する必要がある（経皮的動脈血酸素飽和度の使用可）。二酸化炭素分圧の測定については診療報酬上に規定されていないものの、高二酸化炭素血症患者で酸素流量を増量すると CO_2 ナルコーシスに陥る危険があり、酸素投与量を決定する上で測定する必要が生じる。

5. 呼吸同調装置（デマンドバルブ）によってボンベの連続使用時間を2〜3倍に延長することが可能である。最近では酸素ボンベだけではなく携帯用液化酸素装置にも呼吸同調装置が内蔵されている。

【正解　1】

＜文　献＞

 廣瀬　稔ほか　編：臨床工学講座　生体機能代行装置学　呼吸療法装置　第2版. 医歯薬出版. 2019. P203〜P206

 藤元佳作：COPDの予後を変えることができるか？―増悪の現状と予防への戦略―. 日本呼吸ケア・リハビリテーション学会誌. Vol.18（No.1）. 2008.

◆過去5年間に出題された関連問題

 ［３３回－午後－問題６７］

[３４回－午後－問題６８]　高気圧酸素治療の加圧時に生じる合併症はどれか。（生体機能代行装置学）

a. 鼓膜障害
b. 腸管破裂
c. 皮下気腫
d. 肺の過膨張症候群
e. 副鼻腔スクイーズ

1. a、b　　　2. a、e　　　3. b、c　　　4. c、d　　　5. d、e

◆キーワード

高気圧酸素治療　合併症　気圧外傷

◆解　説

高気圧酸素治療の合併症として、環境気圧の変動（加減圧）によって生じる気圧外傷があげられる。

【加圧時の気圧外傷】

・　聴器障害（鼓膜障害）

耳管の狭窄または閉塞によって環境圧と耳腔圧に圧差を生じて発生する。減圧時にも見られることがある。中耳気圧外傷を発症すると中耳腔内に浸出液が貯留し滲出性中耳炎に至る。

・　副鼻腔障害（スクイーズ）

副鼻腔洞口の狭窄または閉塞によって環境圧と副鼻腔圧に圧差を生じて発生する。減圧時にも見られることがある。

【減圧時の気圧外傷】

・　肺の損傷（肺過膨張症候群）

気道に逆止弁が存在する場合、もしくは息こらえまたは呼吸停止等によって気道・肺胞系の内圧が環境圧より高くなった場合、気道・肺胞系の機械的破綻によって発生する。

・　縦隔気腫、皮下気腫、緊張性気胸

肺過膨張症候群によって損傷部位から不活性ガスが組織間に流入して発症する。

・　急性動脈ガス閉塞

肺過膨張症候群によって損傷部位から不活性ガスが動脈内に流入して発症する。

a. 鼓膜障害は加圧時および減圧時に見られる合併症である。
b. イレウス（腸閉塞）時に加圧によって腸管内ガス容積は減少するため腸管破裂を起こすことはない。
c. 皮下気腫は減圧時に見られる合併症である。
d. 肺の過膨張症候群は減圧時に見られる合併症である。
e. 副鼻腔障害スクイーズは加圧時および減圧時に見られる合併症である。

【正解　2】

<文　献>

小野哲章ほか　編：臨床工学技士標準テキスト　第３版増補. 金原出版. 2019. P374〜P378

◆過去５年間に出題された関連問題

[２９回－午後－問題６６]　　[３０回－午後－問題６９]　　[３１回－午後－問題６５]

膜型人工肺について正しいのはどれか。（生体機能代行装置学）

1. シリコーンの気体透過係数はポリプロピレンより大きい。
2. シリコーンを用いた多孔質膜が用いられている。
3. 親水性の膜が用いられている。
4. 内部灌流型が多数を占める。
5. ウェットラングは微小孔からの血漿漏出により生じる。

◆キーワード

多孔質膜　シリコーン　気体透過係数　ウェットラング

◆解　説

　人工肺は、膜型、中空糸型、外部灌流型が主流である。膜の種類は、心臓手術の人工心肺では多孔質膜（ポリプロピレン膜）の人工肺が用いられ、補助循環での長期使用では非対称膜（ポリメチルペンテン膜）の人工肺が用いられることがある。その他、シリコーン（ジメチルシロキサン）を用いた均質膜、多孔質膜に血漿漏出対策を施した複合膜がある。

　ガス交換膜の性能には、気体透過係数と物質移動係数がある。気体透過係数は同じ膜厚で比較した膜素材ごとのガス透過性であり、物質移動係数は膜の強度を考慮し人工肺として使用する膜厚でのガス透過性である。シリコーン膜は強度が低いため膜の厚みを薄くすることが困難であるが、ポリプロピレン膜は強度が高いため膜厚を薄くすることができる。そのため、気体透過係数はシリコーン膜が優れるが、物質移動係数はポリプロピレン膜が優れる。

　人工肺の多孔質膜に生じるガス交換能の低下の原因は、ウェットラング、プラズマリーク（血漿漏出）がある。ウェットラングはガス透過性の膜を血液中の水蒸気が透過する現象によるもので膜の劣化ではない。プラズマリーク（血漿漏出）はガス交換膜の長期使用などが原因で膜が親水性になる劣化であり、ガス交換能の回復には人工肺の交換が必要である。

1. シリコーン膜の気体透過係数はポリプロピレン膜より大きい。
2. シリコーンは均質膜に用いられる。多孔質膜にはポリプロピレンを用いる。
3. 親水性の素材は水を透過する。人工肺のガス交換膜はガスのみを透過させるため疎水性である。
4. 圧力損失が低く、乱流による撹拌作用でガス交換性能が高い外部灌流型が用いられる。
5. ウェットラングは血液相から透過した水蒸気がガス相で結露することによるガス交換性能の低下である。

【正解　1】

<文　献>

　見目恭一ほか　編：臨床工学講座　生体機能代行装置学　体外循環装置　第2版. 医歯薬出版. 2019. P34〜P45
　小野哲章ほか　編：臨床工学技士標準テキスト　第3版増補. 金原出版. 2019. P327〜P329

◆過去5年間に出題された関連問題

　［２９回－午前－問題７０］　　［３０回－午前－問題６８］　　［３１回－午後－問題６９］
　［３２回－午前－問題７６］　　［３２回－午後－問題７０］

人工心肺を用いた体外循環中の電解質、内分泌系の変動で正しいのはどれか。(生体機能代行装置学)

a. 血中ナトリウム濃度は低下する。
b. 血中カリウム濃度は低下する。
c. 赤血球液の使用で血中カルシウム濃度は上昇する。
d. インスリンの過剰分泌により低血糖になりやすい。
e. バソプレシンは増加する。

1. a、b、c　　　2. a、b、e　　　3. a、d、e　　　4. b、c、d　　　5. c、d、e

◆キーワード

低ナトリウム　低カリウム　低カルシウム　高血糖

◆解　説

　人工心肺を用いた体外循環中の電解質や内分泌系の変動は血液希釈や低体温、薬物投与などのさまざまな条件によって変化する。一般的には以下に示す通りである。

①カリウムは希釈や尿への排泄、インスリン投与、低体温、アルカローシスで低下するが、心筋保護液の注入直後や溶血、輸血、アシドーシスでは一時的に上昇する。

②ナトリウム、カルシウムは希釈などの影響で低下する。

③血糖値は外科的侵襲に伴うカテコラミン分泌の亢進や、低体温などの影響によるインスリン分泌の抑制によって上昇する。

④人工心肺中は循環血流量の低下に伴い排尿を抑制するためバソプレシン (抗利尿ホルモン) 分泌が促進するほか、レニンアンギオテンシン系が亢進することでアルドステロン分泌も促進される。

a. 人工心肺中は血液希釈によりナトリウム濃度が低下する。
b. 人工心肺中は一般に希釈や尿への排泄に加え、低体温、アルカローシス、インスリン投与などにより細胞外液から細胞内へのカリウムのシフトが促進されることで低カリウム状態になる。
c. 保存血は抗凝固剤としてカルシウム拮抗作用のあるクエン酸を使用しているため、その使用により低カルシウムが進行する。
d. 低体温、無拍動流の影響でインスリン分泌が低下し、血糖は異常高値となる。
e. 体外循環による循環動態の急変に対処する血管作動性ホルモンのバソプレシン (抗利尿ホルモン) は高値を示す。

【正解　2】

<文　献>
　小野哲章ほか　編：臨床工学技士標準テキスト　第3版増補. 金原出版. 2019. P334〜P335
　見目恭一ほか　編：臨床工学講座　生体機能代行装置学　体外循環装置　第2版. 医歯薬出版. 2019. P117

◆過去5年間に出題された関連問題
　　［２９回－午前－問題７１］　　　［３０回－午後－問題７１］　　　［３１回－午前－問題７０］
　　［３１回－午後－問題７０］　　　［３２回－午前－問題７０］　　　［３３回－午前－問題７１］
　　［３３回－午後－問題７１］

[３４回－午後－問題７１]　人工心肺を用いた体外循環中の溶血について正しいのはどれか。（生体機能代行装置学）

1. 膜型肺より気泡型肺の方が溶血は少ない。
2. 遠心ポンプよりローラポンプの方が溶血は少ない。
3. 高度溶血例ではヘパリンを追加する。
4. 細い送血カニューレを用いると溶血は少なくなる。
5. 血中カリウム濃度が上昇した場合、高度溶血を疑う。

◆キーワード

吸引回路　遊離ヘモグロビン　カリウム

◆解　説

　体外循環における溶血の原因には、サッカーポンプ・ベントポンプによる過度な吸引、ローラポンプによるずり応力、回路などの異物との接触、空気との接触、過度の加温、血液型不適合などがある。

　溶血により放出される遊離ヘモグロビンは腎臓をはじめ臓器障害を起こすため、溶血現象（溶血尿）を確認したら速やかにハプトグロビン（遊離ヘモグロビン処理に利用される）を投与する。また、溶血により細胞内からカリウムが流出するため血中カリウム値も上昇する。

1. 気泡型肺では酸素ガスと血液が直接接触するため溶血しやすい。
2. ローラポンプによるずり応力は溶血の原因となる。
3. 高度溶血例では速やかにハプトグロビンを使用する。
4. 送血流量に対して細すぎるカニューレの使用はジェット流によるキャビテーションにより溶血リスクが高まる。
5. 溶血により細胞内のカリウムが流出するため、血中カリウム濃度の上昇は溶血を疑う指標の一つとなる。

【正解　5】

<文　献>

見目恭一ほか　編：臨床工学講座　生体機能代行装置学　体外循環装置　第2版. 医歯薬出版. 2019. P111
小野哲章ほか　編：臨床工学技士標準テキスト　第3版増補. 金原出版. 2019. P344

◆過去5年間に出題された関連問題

[３０回－午後－問題７０]　　[３１回－午前－問題６９]　　[３２回－午後－問題７０]
[３２回－午後－問題６９]　　[３２回－午後－問題７１]　　[３３回－午前－問題６９]
[３３回－午前－問題７１]

[34回－午後－問題72] 人工心肺を用いた体外循環で正しいのはどれか。（生体機能代行装置学）
　　1. 開始時には、まず脱血カニューレ、続いて送血カニューレを挿入する。
　　2. 大動脈遮断時には、一時的に送血流量を増加させる。
　　3. 大動脈遮断解除時には、一時的に送血流量を増加させる。
　　4. 遠心ポンプを用いる場合、復温時には、同一回転数でも流量が増加する。
　　5. 人工心肺停止時には、脱血側回路をクランプしてから回転を止める。

◆キーワード

カニューレ　大動脈遮断　遠心ポンプ　ウィーニング操作

◆解　説

　人工心肺開始時の基本的な手技は、まず抗凝固薬を投与して ACT 確認後、送血カニューレ、脱血カニューレの順に挿入する（この時点で体外循環が可能となる）。人工心肺開始時には血圧、送血圧を確認しながら目標とする送血流量までゆっくりと上げる。完全体外循環を行う場合は、送血カニューレからの血液が心臓内部または冠動脈に流入することを防ぐため、大動脈起始部を鉗子で遮断する。この際の鉗子操作による大動脈壁への負担を軽減するため、大動脈遮断時（および遮断解除時）は送血流量を半分程度に落として血圧を下げてから遮断する。

　人工心肺離脱時は徐々に脱血量を減らしながら血液ポンプの回転数を低下させる。最終的に人工心肺を停止する際の操作はローラポンプと遠心ポンプで異なり、ローラポンプでは確実にポンプを停止してから脱血回路を遮断する。一方、遠心ポンプでは回路を遮断せずにポンプを止めると逆流するため、脱血回路と送血回路の両方を確実に遮断してからポンプを停止する。

1. カニューレ挿入に伴う出血による血圧低下などを防ぐため、先に送血カニューレを挿入して回路内の充填液を送液できる準備をしてから、脱血カニューレを挿入する。
2. 大動脈遮断の鉗子操作による大動脈壁への負担を軽減するため、送血流量を一時的に低下させ血圧を下げてから遮断を行う。
3. 大動脈遮断解除時は大動脈壁内面などへの損傷や動脈硬化病変の破綻・剥脱、虚血心筋への過灌流を防ぐため、送血流量を一時的に低下させてから解除する。
4. 遠心ポンプの流量は、回転数が一定であっても血圧などの後負荷や血液粘性でも変動する。冷却によって血液粘性が高くなった場合は同一回転数でも流量は低下し、復温により粘性が低くなれば流量は増加する。
5. 人工心肺停止の操作はローラポンプと遠心ポンプで異なる。ローラポンプではポンプを停止してから脱血回路を遮断する。遠心ポンプでは脱血回路と送血回路の両方を確実に遮断してからポンプを停止する。通常、脱血側回路のみをクランプしてからポンプを止める操作は行われない。

【正解　4】

<文　献>

見目恭一ほか　編：臨床工学講座　生体機能代行装置学　体外循環装置　第 2 版. 医歯薬出版. 2019. P153〜P162

小野哲章ほか　編：臨床工学技士標準テキスト　第 3 版増補. 金原出版. 2019. P337〜P342

◆過去5年間に出題された関連問題

該当なし

［３４回－午後－問題７３］　人工心肺を用いた体外循環中の血液凝固系管理で正しいのはどれか。（生体機能代行装置学）

1. ACT（活性化凝固時間）を 200 秒以下に維持する。
2. 全回路ヘパリンコーティング人工心肺では充填時のヘパリン量を半減できる。
3. プロタミン投与によって血圧は上昇する。
4. プロタミンには軽度の抗凝血作用があるのでヘパリン中和時の過量投与は避ける。
5. プロタミン投与後も術野出血が続く場合は吸引ポンプを回し回収を続ける。

◆キーワード

ヘパリン　プロタミン　ACT　プロタミンショック

◆解　説

　人工心肺を用いた体外循環では回路内での血栓形成を防止するため、ヘパリンによる抗凝固療法が必須である。ヘパリンの抗凝固作用を確認するため、体外循環開始前および体外循環施行中に一定間隔で ACT（活性化凝固時間）を測定する。体外循環中の ACT は 400〜600 秒に維持する。また、ヘパリンの中和にはプロタミンを用いる。プロタミンはヘパリンの中和作用のほか、副作用として軽度の抗凝固作用や低血圧があるため、投与量はヘパリン投与量の 1〜1.5 倍とされている。プロタミン投与後はヘパリンによる抗凝固作用が失活するため、術野の回収血などを人工心肺回路に戻すことはできなくなる。

1. ACT は 400〜600 秒に維持する。
2. ヘパリンコーティング回路は抗血栓性や血液適合性、生体適合性の向上が目的であり、ヘパリンコーティングであってもヘパリン量を減量することはない。
3. プロタミンの副作用として、急速投与による一過性の血管拡張作用を有するヒスタミンが遊離され低血圧を起こすことがある（プロタミンショック）。
4. プロタミンはヘパリン中和作用のほかに、血小板やフィブリンなどのタンパク質に作用して軽度の抗凝固活性を示すため、過量投与に注意する必要がある。
5. プロタミン投与開始後は吸引ポンプを停止する。

【正解　4】

<文　献>

見目恭一ほか　編：臨床工学講座　生体機能代行装置学　体外循環装置　第 2 版. 医歯薬出版. 2019. P81、P163
小野哲章ほか　編：臨床工学技士標準テキスト　第 3 版増補. 金原出版. 2019. P339
麻酔薬および麻酔関連薬使用ガイドライン第 3 版　© 2012-2014 公益社団法人日本麻酔科学会　第 3 版第 4 訂
　　2015.3.13　http://www.anesth.or.jp/guide/pdf/publication4-12_20161125.pdf

◆過去 5 年間に出題された関連問題

　　［３１回－午後－問題７１］

［３４回－午後－問題７４］　人工心肺を用いた体外循環中の安全管理で正しいのはどれか。（生体機能代行装置学）

1. レベルセンサには磁気センサが用いられている。
2. レベルセンサはエアトラップ（バブルトラップ）に取り付ける。
3. フィルタのサイズは動脈フィルタの方がバブルトラップより目が細かい。
4. 閉鎖回路では気泡流入の可能性はない。
5. エアブロックとは送血回路が空気で満たされ送血が止まることをいう。

◆キーワード

レベルセンサ　動脈フィルタ　バブルトラップ　エアブロック

◆解　説

　人工心肺から生体内へ空気を誤送することは重篤な合併症を引き起こすため、送血回路内への気泡混入に対する安全対策が必須である。気泡混入に対する対策には静脈貯血槽や人工肺、送血フィルタ（動脈フィルタ・バブルトラップ）などの回路構成部品のほかに、気泡検出器、レベルセンサなどの安全装置がある。

1. レベルセンサの原理には、超音波式、光学式、静電容量式がある。
2. レベルセンサは静脈貯血槽に取り付け、貯血槽が空になり大量の空気を誤送するのを防止する。
3. フィルタサイズは動脈フィルタが約 40μ m 程度、バブルトラップが約 150μ m 程度であり、動脈フィルタのほうがバブルトラップより目が細かい。
4. PCPS（ECMO）のような閉鎖回路では、回路内が血液で満たされており（回路内からの採血や薬剤注入などの特別な操作をしない限りは）気泡流入の可能性はない。
5. エアブロックとは脱血回路が空気で満たされ、サイフォンの原理による落差圧での脱血ができなくなることをいう。

【正解　3】

<文　献>
見目恭一ほか　編：臨床工学講座　生体機能代行装置学　体外循環装置　第２版. 医歯薬出版. 2019. P52、P77
小野哲章ほか　編：臨床工学技士標準テキスト　第３版増補. 金原出版. 2019. P330～P331

◆過去５年間に出題された関連問題
　［２９回－午後－問題７３］　　［３３回－午後－問題７０］

[３４回－午後－問題７５] 腹膜透析液に含まれ、除水を行うために必要な物質はどれか。(生体機能代行装置学)

a. ブドウ糖
b. カリウム
c. アルブミン
d. クレアチニン
e. イコデキストリン

1. a、b　　2. a、e　　3. b、c　　4. c、d　　5. d、e

◆キーワード

腹膜透析療法　腹膜透析液　高濃度ブドウ糖　イコデキストリン

◆解　説

　腹膜透析では溶質除去は腹膜を介した拡散で行われ、水分除去は浸透圧較差を利用して行う。除水のための浸透圧物質としては高濃度ブドウ糖とイコデキストリンが使用されている。またアルブミンやクレアチニンは含まれておらず、カリウムも含まれていない (カリウムフリー)。

【正解　2】

<文　献>

小野哲章ほか　編：臨床工学技士標準テキスト　第３版増補. 金原出版. 2019. P414

◆過去５年間に出題された関連問題

　[３０回－午後－問題７７]　　[３１回－午前－問題７７]　　[３３回－午前－問題７５]

[３４回－午後－問題７６] 糸球体濾過量と同じ単位をもつ指標はどれか。（生体機能代行装置学）

a. Kt/V

b. ふるい係数

c. クリアスペース

d. 透析液流量

e. 総括物質移動面積係数

1. a、b　　2. a、e　　3. b、c　　4. c、d　　5. d、e

◆キーワード

治療指標　性能指標　糸球体濾過量

◆解　説

　糸球体濾過液（原尿）は糸球体の毛細血管で血液が濾過され作られる。1 分間に濾過される尿量を糸球体濾過量（GFR）といい、成人でおよそ110mL／分である。単位（次元）は体積流量［mL／分］である。

a. Kt/V は標準化透析量であり、患者の体液量あたりにどのくらい溶質が除去されたかを表す無次元の指標である。

b. ふるい係数は溶質の透過確率を表していて、無次元の指標である。

c. クリアスペース（CS）は透析開始時の濃度で標準化した除去量を表す指標である。

　　CS［L］＝M［mg］／C_B（0）［mg／L］で表される。

d. 透析液流量は中空糸膜外側に流す透析液の流量で通常400〜500mL／分程度である。

e. 総括物質移動面積係数（K_OA）は総括物質移動係数（K_O）とダイアライザの有効膜面積（A）の積であり、ダイアライザの性能指標として用いる。単位は［mL／分］である。

【正解　5】

＜文　献＞

小野哲章ほか　編：臨床工学技士標準テキスト　第 3 版増補. 金原出版. 2019. P65、P 392〜P399

竹澤真吾ほか　編：臨床工学講座　生体機能代行装置学　血液浄化療法装置　第 2 版. 医歯薬出版. 2019. P71〜P74

◆過去 5 年間に出題された関連問題

　［２９回－午後－問題７４］　　［３１回－午後－問題７６］　　［３１回－午後－問題７９］

　［３２回－午前－問題７５］

［３４回－午後－問題７７］　維持透析患者の内シャントで、本来末梢組織側に流れるべき血液がシャント側に流れることによって生じる末梢循環障害はどれか。（生体機能代行装置学）

1. スチール症候群
2. 静脈高血圧症
3. ソアサム症候群
4. 仮性動脈瘤
5. 血清腫

◆キーワード

バスキュラーアクセス　内シャント合併症

◆解　説

　バスキュラーアクセスには、内シャント、動脈表在化、人工血管ジャンピンググラフト、カテーテル法、動脈直接穿針刺法がある。内シャント合併症には、スチール症候群、静脈高血圧症、動・静脈瘤がある。

1. スチール症候群：本来末梢組織に供給されるべき動脈血がシャント側に流入することによって末梢循環障害（手指の冷感やしびれ、痛み）を生じるものは、スチール症候群である。
2. 静脈高血圧症：静脈の中枢側に狭窄があると、シャント血流が中枢側に戻りにくくなり静脈高血圧を起こす。狭窄部の末梢側に浮腫、腫脹、発赤、疼痛を生じる。
3. ソアサム症候群：静脈高血圧によって手指側にシャント流が逆流し親指が腫脹する場合のものをソアサム症候群という。
4. 仮性動脈瘤：繰り返す穿刺や止血状態が悪かった場合などが原因で穿刺部近傍に血腫を形成し、瘤となったものを仮性動脈瘤という。
5. 血清腫：グラフト使用時、穿刺や止血状態によってはグラフトから血清が漏れ、それによって血腫を作った状態を血清腫（ゼローマ）という。

【正解　1】

<文　献>

小野哲章ほか　編：臨床工学技士標準テキスト　第３版増補. 金原出版. 2019. P401

◆過去５年間に出題された関連問題

　　［２９回－午前－問題７８］　　［３０回－午後－問題７８］　　［３１回－午後－問題７８］
　　［３２回－午前－問題７７］　　［３３回－午前－問題７６］

[３４回－午後－問題７８] 急性血液浄化として持続的に施行される治療はどれか。（生体機能代行装置学）

    1. CART

    2. CHDF

    3. DFPP

    4. HHD

    5. On-line HDF

◆キーワード

持続的血液浄化療法

◆解 説

　持続的血液浄化療法は血液透析に比べると低い透析効率で 24 時間から数日間、治療を継続するもので、急性腎不全などの患者に用いられる治療法である。急性血液浄化療法ともいう。

1. CART（Cell-free and Concentrated Ascites Reinfusion Therapy）は腹水濾過濃縮再静注法であり、難治性腹水貯留に対して腹水を取り出し濾過器を用いて不要物質や白血球を除去、濃縮器を用いて濃縮後に補充液として患者体内に再静注する方法である。

2. CHDF（Continuous HemoDiaFiltration）は持続的血液透析濾過法で、敗血症、多臓器不全、急性腎障害などに適応され、循環動態が不安定な患者に対して緩徐に血液浄化を行う。

3. DFPP（Double Filtration PlasmaPheresis）は二重膜濾過血漿交換法であり、血漿分離器を用いて分離した血漿から血漿成分分画器によって分画された有用なアルブミンを体内に戻す。二重処理を行う方法である。

4. HHD（Home HemoDialysis）は在宅血液透析で、在宅において患者自身が血液透析を行う方法である。

5. On-line HDF（On-line HemoDiaFiltration）は、補充液に透析液を使用する血液透析濾過法の変法である。

　急性血液浄化として持続的に施行される血液浄化療法は CHDF である。

【正解　2】

<文 献>

小野哲章ほか　編：臨床工学技士標準テキスト　第 3 版増補．金原出版．2019．P410〜P418

竹澤真吾ほか　編：臨床工学講座　生体機能代行装置学　血液浄化療法装置　第 2 版．医歯薬出版．2019．P80　〜P91、P213〜P238

◆過去 5 年間に出題された関連問題

　［29回－午後－問題７７］　　［30回－午前－問題７９］　　［31回－午前－問題７４］

　［31回－午前－問題７６］　　［32回－午後－問題７５］

[３４回－午後－問題７９]　血液透析施行中、静脈圧上限警報が鳴った。原因として考えられ**ない**のはどれか。
（生体機能代行装置学）

a. 脱血不良

b. ダイアライザ内の血液凝固

c. 静脈側ドリップチャンバ内の血液凝固

d. 静脈側回路の折れ曲がり

e. 静脈側穿刺針の穿刺不良

1. a、b　　2. a、e　　3. b、c　　4. c、d　　5. d、e

◆キーワード

透析監視装置　静脈圧警報

◆解　説

　血液透析施行中、ダイアライザおよび回路内の血液凝固の有無、回路の折れ曲がり、体外閉鎖回路の破綻、留置針の状態などを知るために、血液回路内圧を監視する。静脈圧上昇の原因は、返血側（静脈側）留置針穿刺不良、返血側（静脈側）回路内凝固、返血側（静脈側）回路の折れ曲がりなどが考えられる。

a. 脱血不良では静脈圧上限警報は発報しない。静脈圧下限警報が発報する。

b. ダイアライザ内の血液凝固も静脈圧上限警報の直接的な原因とは考えにくい。ダイアライザ上流側の動脈圧上限警報は発報する。

c. 静脈側ドリップチャンバ内の血液凝固

d. 静脈側回路の折れ曲がり

e. 静脈側穿刺針の穿刺不良

c. d. e. は返血側（静脈側）回路に血液灌流を阻害する原因が生じているため、静脈圧上限警報が鳴る。

【正解　1】

<文　献>

小野哲章ほか　編：臨床工学技士標準テキスト　第３版増補. 金原出版. 2019. P405

◆過去５年間に出題された関連問題

　　[３０回－午前－問題７７]　　[３１回－午前－問題７９]

［３４回－午後－問題８０］　質量50kgの物体が秒速10mで動いている。この物体に一定の大きさの制動力を加え続けると25m移動したところで停止した。制動力の大きさ［N］はどれか。

ただし、制動力以外に運動を妨げる効果は無視できるものとする。(医用機械工学)

1. 1
2. 2
3. 20
4. 100
5. 200

◆キーワード

運動エネルギー　エネルギー保存則

◆解　説

エネルギー保存則より、運動エネルギー［J］(質量：m［kg］、速度：v［m/s］)と制動力のした仕事［J］(制動力［N］・移動距離［m］：$F \cdot L$)が等しいことから、

$$\frac{1}{2}mv^2 = F \cdot L$$

与えられた数値を代入すると、$\frac{1}{2} \cdot 50 \cdot 10^2 = F \cdot 25$。よって、$F = 100$［N］となる。

別解：等加速度運動の式より、初速度：v_0、加速度：a、時間：tとすると、

$$\text{速度}：v = v_0 + at、\text{距離}：x = v_0 t + \frac{1}{2}at^2$$

与えられた数値を代入すると、$v_0 = 0$より、$10 = at$、$25 = \frac{1}{2}at^2$。よって、$t = 5$［s］、$a = 2$［m/s²］なので、制動力は運動方程式より、$F = ma = 50 \cdot 2 = 100$［N］となる。

【正解　4】

<文　献>

小野哲章ほか　編：臨床工学技士標準テキスト　第3版増補. 金原出版. 2019. P253〜P256
嶋津秀昭ほか　著：臨床工学講座　医用機械工学　第2版. 医歯薬出版. 2020. P20〜P32

◆過去5年間に出題された関連問題

［３１回－午前－問題８１］

[３４回－午後－問題８１] ある材料を引っ張って徐々にひずみを増やし、そのときの応力を記録した結果を図に示す。ある時点から特性が大きく変化して、応力がほとんど増加しないにもかかわらずひずみが増加し続ける現象が起こった。その時点を示すのはグラフ上のどれか。(医用機械工学)

1. A
2. B
3. C
4. D
5. E

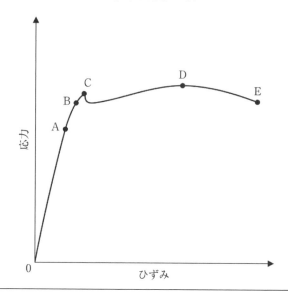

◆キーワード

応力－ひずみ線図

◆解　説

　図のグラフは、鋼の応力－ひずみ曲線を示す。グラフ上の０～Ｃ点を弾性域、Ｃ～Ｅ点を塑性域という。

1. A　比例限度：応力－ひずみの関係が線形（直線的）となる限界。
2. B　弾性限度：応力を除荷した際に材料のひずみが元に戻る（弾性）限界。
3. C　降伏点・上降伏点：材料が弾性域から塑性域に移る点。この点を超えると材料にひずみが残る。
4. D　引張強さ・最大応力：破断する前に最大応力を示す。
5. E　破断点・破壊点：引っ張った材料が破断する点。

【正解　3】

<文　献>

小野哲章ほか　編：臨床工学技士標準テキスト　第３版増補. 金原出版. 2019. P258～P260
嶋津秀昭ほか　著：臨床工学講座　医用機械工学　第２版. 医歯薬出版. 2020. P37～P51

◆過去５年間に出題された関連問題

［２９回－午前－問題８１］　　［３２回－午前－問題８１］　　［３３回－午前－問題８１］

［３４回－午後－問題８２］　ベルヌーイの定理に含まれるパラメータ（物理変数）はどれか。（医用機械工学）

a. 流　速
b. 静　圧
c. 高　さ
d. 温　度
e. 粘性率

1. a、b、c　　　2. a、b、e　　　3. a、d、e　　　4. b、c、d　　　5. c、d、e

◆キーワード

ベルヌーイの定理　エネルギー保存則

◆解　説

　ベルヌーイの定理は、「非粘性流体におけるエネルギー保存則」であり、流体の密度：ρ、流速：v、静圧：p、重力加速度：g、高さ：zを用いて次のように表される。ここで単位は [Pa]、[N/m^2]である。

$$\frac{1}{2}\rho v^2 + p + \rho g z = 一定$$

a. 流速：v　ベルヌーイの定理に含まれる。
b. 静圧：p　　ベルヌーイの定理に含まれる。
c. 高さ：z　はベルヌーイの定理に含まれる。
d. 温度：T　はベルヌーイの定理に含まれない。
e. 粘性率：μ [Pa・s]　ベルヌーイの定理は非粘性流体に関する式なので粘性率は含まれない。

【正解　1】

<文　献>
小野哲章ほか　編：臨床工学技士標準テキスト　第3版増補. 金原出版. 2019. P263〜P267
嶋津秀昭ほか　著：臨床工学講座　医用機械工学　第2版. 医歯薬出版. 2020. P82〜P84

◆過去5年間に出題された関連問題
　［３０回－午後－問題８２］　　［３１回－午後－問題８２］　　［３２回－午後－問題８２］
　［３３回－午前－問題８２］

    1. 音波の振幅

    2. 風　速

    3. 音源と観測者の速度ベクトルのなす角度

    4. 音源の速さ

    5. 観測者の速さ

◆キーワード

ドプラ効果

◆解　説

空気中の可聴音のドプラ効果は、音速 c、音源の速さ v_s、観測者の速さ v_o、音源の周波数 f_0、観測される音の周波数 f とすると、風速の影響が無視でき、音源や観測者の移動が同一直線上にあれば（①風速の影響がある場合は下記2.、②音源や観測者の移動が同一直線上にない場合は下記3. 参照）、

$$f = \frac{c \pm v_o}{c \pm v_s} f_0 \qquad \cdots \ (\text{A})$$

と表される。（A）式の±の符号は、①音源と観測者が近づく場合、観測される音の周波数 f は高く、②音源と観測者が離れる場合、観測される音の周波数 f は低くなるよう選択する。

1. 音波の振幅：ドプラ効果による音の周波数変化に影響しない（ドプラ効果の式に含まれないため）。

2. 風速：風速の影響が無視できる場合、音は音源の前方・後方を含むあらゆる方向に同じ音速で伝わる。一方、風速の影響がある場合、音を伝える空気（媒質）が移動するため、音源の前方・後方などで相対的に音速に違いが生じドプラ効果による音の周波数変化に影響を与える（また、強風ではない限り、風速による v_s, v_o への影響は無視できる）。風速 ξ・音源・観測者の移動が同一直線上にある場合（A）式において、①風速の向きが観測者に向かう方向：$c \rightarrow c + \xi$、②風速の向きが観測者から離れる方向：$c \rightarrow c - \xi$ として対応（風速が斜めや上下方向など他の移動と同一直線上にない場合、音源 S と観測者 O を結ぶ直線 SO 方向に「相対的に変化する音速」を導出し対応）。

3. 音源と観測者の速度ベクトルのなす角度：音源と観測者の移動が同一直線上に“ない”場合、ドプラ効果による音の周波数変化に影響するのは、音源 S と観測者 O を結ぶ直線 SO 方向“のみ”である（二次元の移動では（A）式において、直線 SO 上の $v_s \rightarrow v_s cos\theta$, $v_o \rightarrow v_o cos\phi$ として対応（下図））。つまり、直線 SO 方向の速度ベクトル成分を取り出すために「音源と観測者の速度ベクトル（と直線 SO 方向）のなす角度」を使用する。

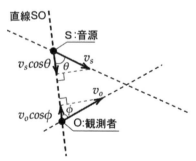

音源と観測者の速度ベクトル（v_s, v_o）のなす角度（θ, ϕ）の考え方（二次元）

【正解　1】

＜文　献＞

小野哲章ほか　編：臨床工学技士標準テキスト　第３版増補. 金原出版. 2019. P268〜P271

嶋津秀昭ほか　著：臨床工学講座　医用機械工学　第２版. 医歯薬出版. 2020. P132〜P136

◆過去５年間に出題された関連問題

［２９回−午前−問題８４］　　［３１回−午後−問題８３］　　［３３回−午前−問題８３］

［３４回－午後－問題８４］　変形しない容器に空気を密封し27℃から57℃に加熱したときの圧力の変化はどれか。(医用機械工学)

1. 0.9倍
2. 1.1倍
3. 1.5倍
4. 1.8倍
5. 2.1倍

◆キーワード

理想気体　状態方程式　ボイル・シャルルの法則

◆解　説

　加熱前の体積と圧力、温度をそれぞれ V_1 [m³]、P_1 [Pa]、T_1 [K]とし、加熱後のそれらを V_2、P_2、T_2 とすると、ボイル・シャルルの法則より、

$$\frac{P_1 V_1}{T_1} = \frac{P_2 V_2}{T_2} = 一定$$

と表せる。

　変形しない容器では $V_1 = V_2 = V$ であるから、上式を変形し、摂氏温度 [℃]を絶対温度 [K]に換算すると、

$$\frac{P_2}{P_1} = \frac{T_2}{T_1} \fallingdotseq \frac{273 + 57}{273 + 27} = \frac{330}{300} = 1.1 \qquad \cdots (A)$$

【正解　2】

<文　献>

小野哲章ほか　編：臨床工学技士標準テキスト　第3版増補. 金原出版. 2019. P272〜P274
嶋津秀昭ほか　著：臨床工学講座　医用機械工学　第2版. 医歯薬出版. 2020. P160〜P164

◆過去5年間に出題された関連問題

［３０回－午後－問題８４］　　［３３回－午前－問題８４］

［３４回－午後－問題８５］　神経細胞の興奮について**誤っている**組合せはどれか。（生体物性材料工学）

1. 跳躍伝導 ——————— 有髄神経の興奮伝搬
2. 静止電位 ——————— 細胞内外のイオン濃度差
3. 脱分極 ——————— Naイオンの細胞内流入
4. 再分極 ——————— 静止膜電位への復帰
5. 興奮持続時間 ——————— 1秒程度

◆キーワード

興奮伝導　静止電位　脱分極　再分極

◆解　説

　神経細胞が興奮していないとき、細胞膜外側の電位 0 に対して細胞膜の内側は－70～－90 mV 程度の電位となっており、この膜内外の電位差を静止電位（静止膜電位）という。細胞内は細胞外に対して Na^+ と Cl^- の濃度が低く、K^+ 濃度が高く保たれている。細胞膜には K^+ 漏洩チャネルが存在し K^+ は他のイオンよりも細胞膜透過性が著しく高い。K^+ 漏洩チャネルを通る拡散により K^+ が細胞外に流出すると、細胞膜の内側には余った負電荷、外側には流出した K^+ が存在するように分極し膜電位が発生する。この負電荷がクーロン力により K^+ の流出を引き留め、クーロン力と流出させる浸透力がつり合ったときに正味のイオンの移動は停止する。このときの膜電位が静止電位である。実際には、他のイオンにもわずかながら漏れがあり静止電位に影響するが、著しく漏れやすい K^+ の影響が大きい。

　静止状態にある細胞が刺激を受けて膜電位が閾電位（約－56 mV）以上になると、電位依存 Na^+ チャネルが開いて Na^+ が細胞内に一気に流入し膜電位が急激に 0 に近づく（脱分極）。膜電位がほぼ 0 になると Na^+ チャネルが不活性化するが、拡散はすぐには停止せず膜電位の極性は正（0 ～ 約40 mV）に逆転する（オーバーシュート）。少し遅れて K^+ チャネルが開いて K^+ が細胞外に拡散し膜電位が急激に負の値に戻る（再分極）。これらの変化が細胞興奮であり、このパルス状の電位（幅約1 ms）を活動電位と呼ぶ。興奮後、細胞内に流入した Na^+ が Na^+/K^+ ポンプによって細胞外に汲み出されるとともに細胞外に移動した K^+ が細胞内に汲み入れられる。これによりイオン分布と静止電位は元に戻る。

1. 神経細胞は、軸索が電気的絶縁物である髄鞘（ミエリン鞘）に覆われている有髄神経と、髄鞘をもたない無髄神経に分けられる。有髄神経では隣り合う髄鞘の隙間部分（ランヴィエ絞輪）を次々にジャンプするように興奮が伝搬する跳躍伝導が起こるため、有髄神経のほうが無髄神経よりも興奮の伝搬速度が格段に大きい。
2. 細胞膜に存在する Na^+/K^+ ポンプの働きにより細胞内は細胞外に対して Na^+ 濃度が低く、K^+ 濃度が高く保たれている。このように細胞膜内外のイオン濃度に差があることによって膜電位が生じる。
3. 電位依存 Na^+ チャネルが開いて Na^+ が細胞内に流入することにより脱分極が起こる。
4. 再分極と Na^+/K^+ ポンプの働きによって元のイオン分布と静止電位に戻る。
5. 興奮持続時間すなわち活動電位の幅は1 ms 程度である。

【正解　5】

＜文　献＞

　小野哲章ほか　編：臨床工学技士標準テキスト　第3版増補. 金原出版. 2019. P38、P69
　中島章夫ほか　編：臨床工学講座　生体物性・医用材料工学. 医歯薬出版. 2010. P25～P33

◆過去5年間に出題された関連問題

　［２９回－午前－問題6］　　［３１回－午前－問題８５］　　［３３回－午前－問題８５］

1. 0.01
2. 0.03
3. 0.06
4. 0.08
5. 0.09

◆キーワード

超音波　音響インピーダンス　反射係数

◆解　説

音響インピーダンス Z は、媒質中における超音波の伝わりにくさを表すパラメータである。

$Z = \rho \cdot c$ 　　　　ρ：媒質の密度，c：媒質中の音速

媒質中の音速 c は

$$c = \sqrt{\frac{K}{\rho}} \qquad K：媒質の体積弾性率$$

で表され、媒質の体積弾性率が大きいほど音速は大きくなり、密度が大きいほど音速は小さくなる。

　生体組織の音響インピーダンスは組織の組成や構造により異なり、水を多く含む生体軟組織や血液は水の値に近く、骨組織はそれらの数倍の大きさである。また、肺は体積弾性率の小さい空気を多量に含むため音響インピーダンスは小さい。超音波は音響インピーダンスの異なる媒質の境界面で反射する性質をもち、音響インピーダンスの差が大きいほど反射は強くなる（反射係数が大きい）。

　音響インピーダンスが Z_1、Z_2 である２つの生体組織の境界面における超音波の反射係数 S は、

$$S = \frac{Z_1 - Z_2}{Z_1 + Z_2}$$

で表される。

　これに、与えられた数値を代入すると、

$$S = \frac{1.7 - 1.6}{1.7 + 1.6} = 0.03$$

となる。

【正解　2】

＜文　献＞

中島章夫ほか　編：臨床工学講座　生体物性・医用材料工学. 医歯薬出版. 2010. P43〜P46

◆過去５年間に出題された関連問題

　［２９回−午前−問題８５］　　［３０回−午後−問題８５］

    a. 肺胞における毛細血管への酸素の移動

    b. 毛細血管から血管外組織への酸素の移動

    c. 毛細血管から血管外組織へのグルコースの移動

    d. 尿細管におけるグルコースの再吸収

    e. 細胞における静止膜電位の維持

    1. a、b　　　2. a、e　　　3. b、c　　　4. c、d　　　5. d、e

◆キーワード

膜輸送　能動輸送　受動輸送

◆解　説

　生体膜を通過する物質移動の形態は、エネルギーを消費せず膜内外の電気化学的ポテンシャルの勾配に従って運ばれる受動輸送、エネルギーを消費して電気化学的ポテンシャルの勾配に逆らって輸送する能動輸送、エンドサイトーシスのように膜自体が変形して輸送する膜動輸送に分けられる。受動輸送には、単純拡散とチャネルや輸送体（トランスポーター）を介して物質を選択的に通過させる促進拡散がある。

a. 肺におけるガス交換、すなわち肺胞から毛細血管への酸素の移動および毛細血管から肺胞への二酸化炭素の移動は、濃度勾配に従った単純拡散により行われる。酸素も二酸化炭素も細胞膜の脂質二重層を容易に通り抜けることができる。

b. 組織におけるガス交換、すなわち毛細血管から組織への酸素の移動および組織から毛細血管への二酸化炭素の移動も、濃度勾配に従った単純拡散により行われる。

c. 毛細血管の内皮細胞の接合部には微細な間隙があり、グルコースなどの小分子は拡散により血管外組織（間質液）へ通過できる。ただし、脳の毛細血管では内皮細胞が密着結合（Tight junction）により隙間なく連結されて血液脳関門を形成しており、毛細血管から脳組織へのグルコースの移動はグルコーストランスポーターを介した促進拡散によって行われる。

d. 近位尿細管における尿細管腔から近位尿細管細胞へのグルコースの移動は、Na^+の濃度勾配のエネルギーを利用した Na^+依存性グルコース輸送体を介した二次性能動輸送によって行われる。さらに、グルコースは近位尿細管細胞から促進拡散により毛細血管へと移動して再吸収される。

e. 細胞の静止膜電位（静止電位）の維持には、ATP のエネルギーを用いて駆動される Na^+/K^+ポンプが働いている。したがって、静止膜電位は能動輸送により維持されている。Na^+/K^+ポンプは、ATP1 分子が加水分解されると細胞内から細胞外へ Na^+を３個汲み出すと同時に細胞内へ K^+を２個汲み入れる。これにより細胞内は細胞外に対して Na^+濃度が低く、K^+濃度が高く保たれる。

【正解　5】

<文　献>

中島章夫ほか　編：臨床工学講座　生体物性・医用材料工学. 医歯薬出版. 2010. P119〜P138

◆過去５年間に出題された関連問題

　[３０回－午前－問題８８]　　[３２回－午後－問題８７]　　[３３回－午前－問題８８]

［34回－午後－問題88］ 医用材料の滅菌で正しいのはどれか。（生体物性材料工学）

　　1. 電子線滅菌の処理時間は数時間である。
　　2. 乾熱滅菌は高分子材料の滅菌に用いられる。
　　3. 高圧蒸気滅菌はタンパク質を変性させる。
　　4. EOG滅菌の処理温度は80℃程度である。
　　5. 濾過滅菌はウイルスの除去に用いられる。

◆キーワード

滅菌法

◆解　説

　滅菌とは材料から全ての微生物および芽胞を死滅させるか除去することである。材料の滅菌法には、加熱法（高圧蒸気滅菌、乾熱滅菌）、放射線照射法（γ線滅菌、電子線滅菌）、ガス法（EOG（エチレンオキサイドガス）滅菌、過酸化水素低温ガスプラズマ滅菌）、濾過法（濾過滅菌）、薬液法（グルタールアルデヒド等による滅菌）があり、材料の性質により使い分けられている。

1. 電子線滅菌の処理時間は数秒間である。γ線滅菌ではγ線照射により材料の原子から発生する二次電子の電離作用によって遺伝子などを損傷するため、処理には数時間を要する。これに対して、電子線滅菌では電子加速器で発生させた電子線が遺伝子などに直接損傷を与えるため、電子線はγ線と比べて線量率が5千〜1万倍程度高く、処理時間が格段に短くてすむ。ただし、電子線は荷電粒子線であるため透過性は電磁波であるγ線よりも低い。
2. 乾熱滅菌は、乾燥空気中において熱作用によりタンパク質や核酸を変性させて微生物に致死的損傷を与える。160℃で120分間、180℃で60分間などの条件で実施される。多くの高分子材料には不適であるがポリテトラフルオロエチレン、シリコーン等の耐熱性高分子材料には適用可能であり、必ずしも誤りの選択肢とはいえない。しかし、他に明らかに正しい選択肢があるためそちらが正解肢とされている。
3. 高圧蒸気滅菌（オートクレーブ滅菌）は、高圧の飽和水蒸気中で加熱し、熱作用によってタンパク質や核酸を変性させて微生物に致死的損傷を与える方法である。115℃で30分間、121℃で20分間などの条件で実施され、金属、セラミックス、耐熱性の高い高分子材料（ポリテトラフルオロエチレン、シリコーン、ポリプロピレンなど）、リネン類、熱に安定な液体等の滅菌に使用される。
4. EOG滅菌の処理温度は40〜60℃であり、熱に弱い高分子材料の滅菌に適している。EOGは反応性が高くDNAのアルキル化により微生物に致死的損傷を与えるが、残存すると生体にも毒性を発揮するため、滅菌後にエアレーションを十分に行って残留ガスの除去を行う必要がある。
5. 液体および気体の濾過滅菌に用いられるフィルターの孔径は0.1〜0.45 µmである。これに対して、ウイルスの大きさは数10〜数100 nmであり、フィルターの孔径よりも小さいウイルスを濾過で除去することはできない。

【正解　3】

＜文　献＞

　小野哲章ほか　編：臨床工学技士標準テキスト　第3版増補．金原出版．2019．P722〜P725
　堀内　孝、村林　俊　共著：医用材料工学．コロナ社．2006．P92〜P98
　古薗　勉ほか　編著：臨床工学ライブラリーシリーズ5　ヴィジュアルでわかるバイオマテリアル　改訂第3版．
　　秀潤社．2018．P14〜P16

◆過去5年間に出題された関連問題

　　［31回－午前－問題89］　　［32回－午前－問題88］

埋植した材料に対する慢性局所反応で正しいのはどれか。（生体物性材料工学）

a. 血栓形成
b. 肉芽形成
c. 石灰化
d. アナフィラキシー
e. 補体活性化

1. a、b 　　2. a、e 　　3. b、c 　　4. c、d 　　5. d、e

◆キーワード

生体反応　相互作用　慢性局所反応

◆解　説

　材料を生体に埋植すると、材料と生体との相互作用によって種々の生体反応が生じる。生体反応は材料と生体組織が接触した直後から起こる急性反応と数日後から始まり年単位で進行する慢性反応に分けられ、さらに反応が生じる部位により局所反応と全身反応に分類される。

a. 血栓形成（血液凝固反応）は材料と血液が触れた直後から始まる急性局所反応である。材料表面への血漿タンパク質の吸着に続いて血小板の粘着が起こり、血液凝固因子によるカスケード反応と血小板反応の連携により血栓が形成される。
b. 肉芽形成は後期炎症反応（組織修復反応）において見られる慢性局所反応である。材料の刺激による炎症の初期には好中球が遊走して炎症を進め、続いてマクロファージとリンパ球が集積し、最後に線維芽細胞が遊走・増殖してコラーゲンを産生する。この材料周囲に形成されるコラーゲン主体の結合組織が肉芽組織である。
c. 石灰化は慢性局所反応であり、生体側と材料側の双方に起こり得る。材料と接する組織、あるいは材料の表面や内部にリン酸カルシウムが沈着して組織や材料が硬くなるため、柔軟性を要する生体軟組織や軟組織埋植材料などで起こると機能的にも構造的にも問題が生じる。
d. アナフィラキシーはI型アレルギー反応で、急性全身反応の一つである。肥満細胞（マスト細胞）あるいは好塩基球上の IgE 抗体とアレルゲンとの結合により、これらの細胞からヒスタミン等のケミカルメディエーターが放出されて血管透過性亢進など種々の症状が惹起される。
e. 補体活性化は材料と血液が触れた直後から始まる急性反応である。セルロースなど水酸(-OH)基をもつ材料において顕著に顕在化し主に副経路（第二経路）により起こるが、材料表面への IgG の吸着により古典経路の活性化が生じることもある。いずれも補体タンパク質の分解を伴うカスケード反応により活性化が進む。活性化自体は材料表面で起こる局所反応であるが、生成されたアナフィラトキシン（C3a、C5a など）は IgE を介さずに肥満細胞や好塩基球からケミカルメディエーターを放出させて全身反応であるアナフィラキシーの原因となる。

【正解　3】

<文　献>

中島章夫ほか　編：臨床工学講座　生体物性・医用材料工学. 医歯薬出版. 2010. P173～P196
堀内　孝、村林　俊　共著：医用材料工学. コロナ社. 2006. P62～P91

◆過去５年間に出題された関連問題

［２９回－午後－問題９０］　　［３０回－午後－問題８８］　　［３１回－午前－問題９０］
［３２回－午前－問題８９］　　［３３回－午後－問題８９］

　　1. ニッケル-チタン合金
　　2. パイロライトカーボン
　　3. ステンレス
　　4. チタン-アルミニウム-バナジウム合金
　　5. コバルト-クロム合金

◆キーワード

形状記憶合金

◆解　説

　変態点以下の温度で材料に大きな変形を加えても、変態点以上の温度になると変形前の形に戻る性質をもつ材料を形状記憶材料という。形状記憶合金と形状記憶ポリマーが実用化されている。

1. ニッケル-チタン合金は、形状記憶効果と超弾性を併せもつ最も一般的な形状記憶合金である。小さく折り畳まれた状態でカテーテルにより血管狭窄部に運ばれ、カテーテルから放出されると自然に拡がって血管壁を内側から支える自己拡張型ステントや、歯列矯正ワイヤ、ガイドワイヤなどに利用されている。

2. パイロライトカーボン（熱分解炭素）は、2000℃以上の高温で炭化水素を分解して得られる生体不活性（バイオイナート）なセラミックスである。耐摩耗性と耐衝撃性、抗血栓性に優れ人工弁（機械弁）の弁葉に用いられている。

3. ステンレス鋼は、鉄にクロムが 12%以上添加された合金で、表面に形成される酸化クロムの不動態被膜が内部の腐食を防止するため錆びにくい（Stainless とは「錆びない」という意味）。医療用具に使われているのはニッケルを 10%程度含むオーステナイト系ステンレス鋼である。手術器具や注射針などには SUS304 が、体内に埋植されるボーンプレートやステントなどには、モリブデンを添加して耐食性を向上させ、炭素含有率を低くしてさらに耐食性を高めた SUS316L（"L" は Low carbon を表す）が使用されている。形状記憶機能はもたない。

4. チタンおよびチタン合金は、表面に酸化チタンの不動態被膜が形成されるため耐食性が高く、生体適合性に優れ比強度（強度／比重）が大きい金属材料である。骨親和性に優れ人工歯根や人工関節などに使用されており、Ti-6Al-4V 合金はチタン合金の代表的なものである。形状記憶機能はもたない。

5. コバルト-クロム合金は、表面に酸化クロムの不動態被膜が形成されるため耐食性に優れ、体内への埋め込みに使用される金属材料である。耐摩耗性に優れるため人工股関節骨頭部に用いられるほか、人工弁の弁座やステント、歯列矯正ワイヤなどにも使用されている。形状記憶機能はもたない。

【正解　1】

<文　献>

中島章夫ほか　編：臨床工学講座　生体物性・医用材料工学. 医歯薬出版. 2010. P149〜P152
堀内　孝、村林　俊　著：医用材料工学. コロナ社. 2006. P8〜P10、P126〜P134

◆過去5年間に出題された関連問題

　［３０回－午後－問題８９］　　［３０回－午後－問題９０］　　［３２回－午後－問題９０］

第34回臨床工学技士国家試験

問　題

（午前・午後）

[３４回－午前－問題1]　PDCA サイクルに含まれ**ない**のはどれか。（医学概論）
1. 実　施
2. 処　置
3. 点　検
4. 依　頼
5. 計　画

[３４回－午前－問題2]　疾病予防の概念における二次予防はどれか。（医学概論）
1. 予防接種
2. 生活指導
3. 健康診断
4. 労働環境の改善
5. リハビリテーション

[３４回－午前－問題3]　「感染症の予防及び感染症の患者に対する医療に関する法律」においてインフルエンザ（鳥インフルエンザ及び新型インフルエンザ等感染症を除く）はどれか。（医学概論）
1. 一類感染症
2. 二類感染症
3. 三類感染症
4. 四類感染症
5. 五類感染症

[３４回－午前－問題4]　単糖はどれか。（医学概論）
a. マルトース
b. ガラクトース
c. フルクトース
d. スクロース
e. ラクトース

1. a、b　　2. a、e　　3. b、c　　4. c、d　　5. d、e

[３４回－午前－問題5]　薬剤治療に影響を与える因子として考え**にくい**のはどれか。（医学概論）
1. 投与経路
2. ABO 式血液型
3. 体　重
4. 併用薬
5. 年　齢

[３４回―午前―問題６]　尿検査の項目で**ない**のはどれか。（医学概論）
1. ブドウ糖
2. グリコヘモグロビン（HbA1c）
3. pH
4. ケトン体
5. 比　重

[３４回―午前―問題７]　大気圧が480 mmHg の高地における吸入気酸素分圧（PIO₂）［mmHg］はおよそいくらか。ただし、体温は37℃、大気の酸素濃度は21%、飽和水蒸気圧は47 mmHg である。（医学概論）
1.　 91
2. 100
3. 150
4. 160
5. 433

[３４回―午前―問題８]　糖が最も再吸収されるのはどの部位か。（医学概論）
1. 糸球体
2. 近位尿細管
3. ヘンレ係蹄
4. 遠位尿細管
5. 集合管

[３４回―午前―問題９]　伸張反射（腱反射）の中枢はどこか。（医学概論）
1. 脊　髄
2. 橋
3. 視　床
4. 大脳基底核
5. 小　脳

[３４回―午前―問題１０]　アナフィラキシーショックの患者の血圧を上昇させるために用いる薬剤として最も適切なのはどれか。（臨床医学総論）
1. アトロピン
2. アドレナリン
3. リドカイン
4. グルココルチコイド
5. 抗ヒスタミン薬

[３４回―午前―問題１１]　急性呼吸促迫症候群（ARDS）の病態として**誤っている**のはどれか。（臨床医学総論）
1. 拡散障害
2. 換気血流比不均等
3. 気道抵抗上昇
4. シャント率増加
5. 肺コンプライアンス増加

［34回-午前-問題12］　気管支喘息について正しいのはどれか。（臨床医学総論）

1. 発作時には短時間作用性β₂刺激薬吸入を行う。
2. スパイロメトリーで拘束性換気障害を認める。
3. 呼気中CO濃度が診断に有用である。
4. 長期管理における薬物療法の基本は経口ステロイド薬である。
5. 生活環境に注意する必要はない。

［34回-午前-問題13］　災害のため自家用車内で避難生活を続けていた男性が車外に出たところ、突然の胸痛と呼吸困難を発症し救急外来を受診した。この患者の治療で最も適切なのはどれか。（臨床医学総論）

1. 血栓溶解療法
2. 下肢マッサージ
3. 弾性ストッキング装着
4. ストリッピング手術
5. 血管内レーザ焼灼術

［34回-午前-問題14］　カテーテルアブレーションの適応と**ならない**のはどれか。（臨床医学総論）

1. 心房細動
2. 心室頻拍
3. 上室性頻拍
4. WPW症候群
5. Brugada症候群

［34回-午前-問題15］　糖尿病の血管合併症で**ない**のはどれか。（臨床医学総論）

1. 心筋梗塞
2. 神経症
3. 腎　症
4. 糖尿病性ケトアシドーシス
5. 網膜症

［34回-午前-問題16］　感染症とその原因との組合せで正しいのはどれか。（臨床医学総論）

1. 足白癬　──────　カンジダ
2. 風　疹　──────　ヒト単純ヘルペスウイルス
3. 水　痘　──────　EBウイルス
4. はしか　──────　麻疹ウイルス
5. 流行性耳下腺炎　──────　ヒト乳頭腫ウイルス

[３４回－午前－問題１７] ネフローゼ症候群でみられるのはどれか。（臨床医学総論）

a. タンパク尿
b. 易出血性
c. 高血圧
d. 浮腫
e. 高コレステロール血症

1. a、b、c　　2. a、b、e　　3. a、d、e　　4. b、c、d　　5. c、d、e

[３４回－午前－問題１８] 前立腺癌について**誤っている**のはどれか。（臨床医学総論）

1. 高齢者に多い。
2. 検診で発見されることが多い。
3. 前立腺生検で確定診断する。
4. 腫瘍マーカではCEAが上昇する。
5. ロボット支援手術が可能である。

[３４回－午前－問題１９] 抗生物質投与後に細菌の異常繁殖が原因で起こるのはどれか。（臨床医学総論）

1. 偽膜性腸炎
2. 過敏性腸炎
3. 潰瘍性大腸炎
4. 虚血性腸炎
5. クローン病

[３４回－午前－問題２０] 血液凝固に関与するのはどれか。（臨床医学総論）

1. ビタミンA
2. ビタミンB₁
3. ビタミンB₁₂
4. ビタミンD
5. ビタミンK

[３４回－午前－問題２１] 麻酔中にカプノメータで検出でき**ない**のはどれか。（臨床医学総論）

1. 不整脈
2. 食道挿管
3. 回路脱離
4. 空気塞栓
5. 喘息発作

[３４回－午前－問題２２] 集中治療室においてモニタリング**しない**生体情報はどれか。（臨床医学総論）

1. 心電図
2. 肺活量
3. 体温
4. 尿量
5. 血圧

[３４回−午前−問題２３]　手術に関連した滅菌、消毒について正しい組合せはどれか。（臨床医学総論）

a. 手　指 ─────── 次亜塩素酸ナトリウム水溶液
b. 粘　膜 ─────── ベンザルコニウム塩化物液
c. 鋼製小物 ─────── 高圧蒸気滅菌
d. 手術室の壁 ─────── ホルムアルデヒド
e. 腹腔鏡 ─────── 乾熱滅菌

1. a、b　　2. a、e　　3. b、c　　4. c、d　　5. d、e

[３４回−午前−問題２４]　心電図について**誤っている**のはどれか。（臨床医学総論）

1. P 波は心房筋の興奮を表す。
2. PQ 時間の延長は洞結節の障害を表す。
3. QRS 波は心室筋の興奮を表す。
4. ST 部分の下降は心筋虚血の指標である。
5. T 波は心室筋が興奮から回復する時期に現れる。

[３４回−午前−問題２５]　IgE 抗体が関与するアレルギー反応はどれか。（臨床医学総論）

1. アナフィラキシーショック
2. 血液型不適合輸血に伴う拒絶反応
3. 過敏性肺臓炎
4. 臓器移植に伴う拒絶反応
5. ツベルクリン反応

[３４回−午前−問題２６]　トランスデューサが備えるべき特性で**ない**のはどれか。（生体計測装置学）

1. 測定対象に対する選択性が良いこと。
2. 測定すべき範囲内で直線性が保たれていること。
3. 測定対象のもつ信号の応答速度に対応できること。
4. 生体に結合したとき低侵襲であること。
5. 信号対雑音比を小さくできること。

[３４回−午前−問題２７]　心電図を標準の速さで記録したとき、PQ 間隔が 5mm の時の PQ 時間 [s] はどれか。
（生体計測装置学）

1. 0.10
2. 0.15
3. 0.20
4. 0.35
5. 0.40

［３４回－午前－問題２８］ 筋電計の構成要素で**ない**のはどれか。（生体計測装置学）
1. 加算平均装置
2. 針電極
3. 電気刺激装置
4. 音刺激装置
5. スピーカ

［３４回－午前－問題２９］ 心拍出量の計測ができ**ない**のはどれか。（生体計測装置学）
1. 熱希釈法
2. 色素希釈法
3. 脈波伝搬速度法
4. 超音波断層法
5. 血圧波形解析法

［３４回－午前－問題３０］ 経皮的血液ガス分圧測定装置について正しいのはどれか。（生体計測装置学）
1. 経皮的に測定した $PtcCO_2$ は動脈血の $PaCO_2$ よりも低くなる。
2. 経皮的に測定した $PtcO_2$ は動脈血の PaO_2 よりも高くなる。
3. 計測皮膚面を 42〜44℃ に加温する。
4. 計測には脈波信号が必要である。
5. 新生児には使用できない。

［３４回－午前－問題３１］ 超音波画像計測について正しいのはどれか。（生体計測装置学）
a. 脂肪より肝臓の方が音響インピーダンスが大きい。
b. 高い周波数を用いることで深部臓器の観察が可能になる。
c. A モードでは断層像が得られる。
d. 連続波ドプラ計測では血流の速度分布が得られる。
e. 造影剤としてマイクロバブルが用いられている。

　1. a、b　　2. a、e　　3. b、c　　4. c、d　　5. d、e

［３４回－午前－問題３２］ ラジオアイソトープを用いた医用画像装置について正しいのはどれか。（生体計測装置学）
a. X 線 CT に比べ空間分解能が高い。
b. 放射性核種から放出されるベータ線を検出し画像化している。
c. FDG-PET の撮影では糖代謝情報が得られる。
d. SPECT は脳血流分布を観察できる。
e. PET の撮影には施設内にサイクロトロンの設置が必要である。

　1. a、b、c　　2. a、b、e　　3. a、d、e　　4. b、c、d　　5. c、d、e

[34回-午前-問題33] 電流が直接作用する治療はどれか。(医用治療機器学)

1. ECMO
2. ESWL
3. IABP
4. ICD
5. PTCA

[34回-午前-問題34] 電気メスについて正しいのはどれか。(医用治療機器学)

a. バイポーラ電極は対極板が必要である。
b. 凝固にはバースト波を用いる。
c. 身体の部分同士の接触が分流熱傷の原因となる。
d. ペースメーカ障害の原因となる。
e. 出力電力の増加に伴い対極板の必要面積は減少する。

1. a、b、c 　　2. a、b、e 　　3. a、d、e 　　4. b、c、d 　　5. c、d、e

[34回-午前-問題35] ESWL について正しいのはどれか。(医用治療機器学)

1. 膀胱結石治療の第一選択である。
2. 伝搬経路に存在する動脈瘤にも安全である。
3. X線照準方式は腸管ガスの影響を受ける。
4. 水中放電方式では球の中心に衝撃波が集束する。
5. 電磁板方式では音響レンズが使用される。

[34回-午前-問題36] 輸液ポンプについて正しいのはどれか。(医用治療機器学)

1. 微量薬液を高い定常性で送れるのはペリスタルティック方式である。
2. 流量制御型の方が滴数制御型よりも流量の精度が高い。
3. シリンジ型で起きるサイフォニング現象では、薬液がシリンジへ逆流する。
4. ペリスタルティック方式の場合、輸液セットのクレンメを機器本体よりも上につける。
5. JIS では輸液ポンプの精度は設定値に対して誤差が±15%以内と規定されている。

[34回-午前-問題37] 超音波凝固切開装置について正しいのはどれか。(医用治療機器学)

a. 5〜10mm の振幅で先端が振動する。
b. 55kHz 前後の振動を用いる。
c. 凝固温度はレーザメスよりも低温である。
d. 対極板が必要である。
e. 内視鏡外科手術での使用は禁忌である。

1. a、b 　　2. a、e 　　3. b、c 　　4. c、d 　　5. d、e

［34回－午前－問題38］　ハイパーサーミアについて正しいのはどれか。（医用治療機器学）

a. 腫瘍組織の血流量は温度に比例して増加する。
b. マイクロ波加温は深部加温に適する。
c. 超音波加温はガスの多い臓器に適する。
d. 誘電型加温は脂肪層の発熱が大きい。
e. 誘電型装置の電極パッドには冷却水を灌流する。

　　1. a、b　　2. a、e　　3. b、c　　4. c、d　　5. d、e

［34回－午前－問題39］　臨床工学技士の業務に含まれ**ない**のはどれか。（医用機器安全管理学）

　　1. 動脈留置カテーテルからの採血
　　2. 人工呼吸器の運転条件の設定
　　3. 人工呼吸中の気管吸引による喀痰除去
　　4. 血液浄化装置の先端部の内シャントへの穿刺
　　5. ペースメーカ植込み時のジェネレータと電極リードの接続

［34回－午前－問題40］　JIS T 1022における無停電非常電源のコンセント外郭の色はどれか。（医用機器安全管理学）

　　1. 白
　　2. 赤
　　3. 緑
　　4. 茶
　　5. 灰

［34回－午前－問題41］　図のMDで電圧測定器の表示値が50mVを示した。漏れ電流値はどれか。（医用機器安全管理学）

　　1.　0.5μA
　　2.　5μA
　　3.　50μA
　　4.　0.5mA
　　5.　5mA

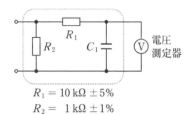

$R_1 = 10\ \mathrm{k\Omega} \pm 5\%$
$R_2 = \ 1\ \mathrm{k\Omega} \pm 1\%$
$C_1 = 0.015\ \mu\mathrm{F} \pm 5\%$

［34回－午前－問題42］　JIS T 0601-1における単一故障状態はどれか。（医用機器安全管理学）

a. 追加保護接地線の断線
b. 3Pプラグの接地ピンの折損
c. 電源導線のいずれか1本の断線
d. SIP/SOPへの外部電圧の印加
e. F形装着部の患者接続部への外部電圧印加

　　1. a、b　　2. a、e　　3. b、c　　4. c、d　　5. d、e

［34回―午前―問題43］　図で示した医療ガス配管設備（JIS T 7101）は二酸化炭素のアウトレットである。識別色はどれか。（医用機器安全管理学）

1. だいだい
2. 緑
3. 黄
4. 青
5. 黒

［34回―午前―問題44］　信頼度 r＝0.3 の要素を4個並列に結合した系の全体の信頼度はどれか。（医用機器安全管理学）

1. 0.01
2. 0.24
3. 0.60
4. 0.76
5. 0.99

［34回―午前―問題45］　医用電気機器が他からの電磁的な妨害に耐える能力を示すのはどれか。（医用機器安全管理学）

1. EMC
2. EMI
3. ESD
4. immunity
5. emission

［34回―午前―問題46］　真空中に1C（クーロン）の点電荷Aと2Cの点電荷Bが1mの距離で存在する。正しいのはどれか。（医用電気電子工学）

1. Bの受ける力は、Aの受ける力の2倍である。
2. Bの受ける力の方向は、A、Bを結ぶ直線に垂直である。
3. A、B間の距離を0.5mにすると、Bの受ける力は2倍になる。
4. Aの電荷量を2倍にすると、A及びBの受ける力は2倍になる。
5. A及びBの電荷量を両方とも2倍にしても、Aの受ける力は変わらない。

［34回―午前―問題47］　磁気の性質について正しいのはどれか。（医用電気電子工学）

1. 無限に長いソレノイドでは内部の磁束密度は一様である。
2. 有限長のソレノイドでは外部に一様な磁界が存在する。
3. 一回巻き円形コイルの中心における磁界の大きさは、円形コイルの半径の2乗に反比例する。
4. 直線電流によって生じる磁界の大きさは、電流からの距離の2乗に反比例する。
5. 永久磁石に使用する磁性体の比透磁率は約1である。

［３４回－午前－問題４８］　図の回路でキルヒホッフの法則を用いた解法について**誤っている**のはどれか。(医用電気電子工学)

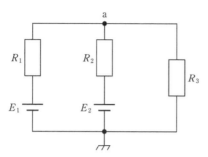

1. 図の回路には三つの閉回路がある。
2. a点の電位は起電力E_2とR_2両端の電圧降下との差となる。
3. a点に流れ込む電流とa点から流れ出す電流の和は等しい。
4. 一つの閉回路に含まれる電圧降下の大きさと起電力の大きさは等しい。
5. 一つの閉回路内で設定する電流の向きによって起電力の正負は変わる。

［３４回－午前－問題４９］　20℃の水100gが入った保温ポットに電気抵抗42Ωのニクロム線を入れて直流1Aを10秒間通電した。水の温度上昇［℃］はどれか。
　　ただし、比熱を4.2 J・g^{-1}・K^{-1}とする。(医用電気電子工学)

1. 1.0
2. 4.2
3. 10
4. 18
5. 42

［３４回－午前－問題５０］　図の正弦波交流波形において、電圧波形(実線)と電流波形(点線)の位相差(角度)は$\frac{\pi}{3}$ rad である。有効電力［W］はどれか。(医用電気電子工学)

1. 5
2. 10
3. 12.5
4. 25
5. 50

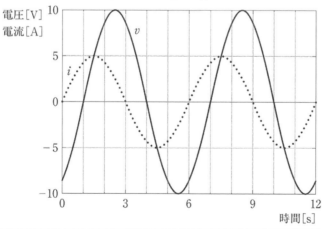

[34回-午前-問題51] 図は、電源として用いられるAC-DCコンバータの構成例を示したものである。(ア)、(イ)、(ウ)、(エ)、(オ)、(カ)内に入れるべき語句の正しい順番はどれか。(医用電気電子工学)

AC入力 ○→ [(ア)] → [(イ)] → [(ウ)] → [(エ)] → [(オ)] → [(カ)] →○ DC出力

1. 変圧器→平滑回路→整流回路→インバータ→平滑回路→整流回路
2. インバータ→整流回路→平滑回路→変圧器→整流回路→平滑回路
3. インバータ→平滑回路→整流回路→変圧器→平滑回路→整流回路
4. 整流回路→平滑回路→インバータ→変圧器→整流回路→平滑回路
5. 平滑回路→整流回路→インバータ→変圧器→平滑回路→整流回路

[34回-午前-問題52] 正しいのはどれか。(医用電気電子工学)

a. ホール効果が大きい半導体は磁気センサに利用される。
b. ダイオードのアノードにカソードよりも高い電圧を加えると電流は順方向に流れる。
c. p形半導体の多数キャリアは電子である。
d. MOSFETの入力インピーダンスはバイポーラトランジスタに比べて小さい。
e. 金属の導電率は温度が高くなると増加する。

1. a、b   2. a、e   3. b、c   4. c、d   5. d、e

[34回-午前-問題53] LEDについて正しいのはどれか。(医用電気電子工学)

a. 発光強度は流した電流に比例する。
b. 2つの端子に極性はない。
c. 発光効率は白熱電球と同等である。
d. 発光波長は使用する半導体材料により異なる。
e. 電流と電圧の関係は指数関数にしたがう。

1. a、b、c   2. a、b、e   3. a、d、e   4. b、c、d   5. c、d、e

[34回-午前-問題54] 図の回路の電圧利得が20dBであるとき、R [kΩ] はどれか。
ただし、Aは理想演算増幅器とする。(医用電気電子工学)

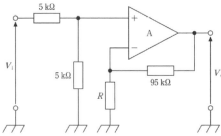

1. 1
2. 2
3. 5
4. 7
5. 10

196

[34回－午前－問題55] 図の回路について正しいのはどれか。
ただし、Aは理想演算増幅器とする。(医用電気電子工学)

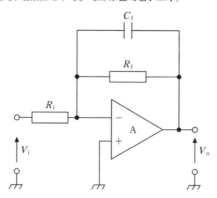

1. 遮断周波数より十分に低い帯域では $V_o = -\dfrac{R_f}{R_i}V_i$ である。
2. 遮断周波数より十分に高い帯域では微分特性を有する。
3. 遮断周波数は $\dfrac{1}{2\pi R_i C_f}$ である。
4. 入力インピーダンスは無限大である。
5. 出力インピーダンスは無限大である。

[34回－午前－問題56] 図の回路に対応する表はどれか。
ただし、表中のLは回路内で0V、Hは5Vの電圧に対応するものとする。(医用電気電子工学)

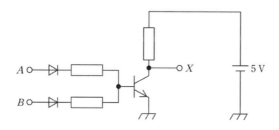

1.

A	B	X
L	L	L
L	H	L
H	L	L
H	H	H

2.

A	B	X
L	L	H
L	H	H
H	L	H
H	H	L

3.

A	B	X
L	L	L
L	H	H
H	L	H
H	H	H

4.

A	B	X
L	L	H
L	H	L
H	L	L
H	H	L

5.

A	B	X
L	L	H
L	H	L
H	L	L
H	H	H

[３４回－午前－問題５７] 振幅変調について**誤っている**のはどれか。（医用電気電子工学）

1. 搬送波に正弦波が用いられる。
2. 占有帯域幅は変調波の周波数成分で決まる。
3. 半波整流回路で復調できる。
4. 変調度は1以下に設定する。
5. 周波数変調に比べ雑音に強い。

[３４回－午前－問題５８] 画像処理に特化して設計された装置はどれか。（医用電気電子工学）

1. GPU （Graphics Processing Unit）
2. VGA （Video Graphics Array）
3. ALU （Arithmetic Logic Unit）
4. MMU （Memory Management Unit）
5. GUI （Graphical User Interface）

[３４回－午前－問題５９] 情報セキュリティは機密性、完全性、可用性の３つの基本概念で整理できる。可用性を高めるのはどれか。（医用電気電子工学）

1. 電子署名の使用
2. 2段階認証の使用
3. ファイルの暗号化
4. ハードウェアの二重化
5. 廃棄メディアの細断処理

[３４回－午前－問題６０] 非可逆圧縮が使用されるのはどれか。（医用電気電子工学）

a. 音声データ
b. 静止画データ
c. 動画データ
d. 機械語コード
e. テキストデータ

1. a、b、c　　2. a、b、e　　3. a、d、e　　4. b、c、d　　5. c、d、e

[３４回－午前－問題６１] ２進数01010101 を3倍した２進数はどれか。（医用電気電子工学）

1. 10000000
2. 10101010
3. 10101101
4. 11101110
5. 11111111

[34回-午前-問題62] 帯域が1〜100 Hzのアナログ信号をサンプリングするとき、エイリアシングを起こさないサンプリング間隔の最大値 [ms] はどれか。(医用電気電子工学)

1. 1.25
2. 2.5
3. 5
4. 10
5. 20

[34回-午前-問題63] 一次遅れ系の伝達関数 $G(s) = \dfrac{K}{1 + Ts}$ における K をゲイン定数、T を時定数という。$H(s) = \dfrac{18}{12s + 3}$ のゲイン定数はどれか。
ただし、s をラプラス変換の演算子とする。(医用電気電子工学)

1. 3
2. 4
3. 6
4. 12
5. 18

[34回-午前-問題64] 加温加湿器と比較して人工鼻が優れているのはどれか。(生体機能代行装置学)

a. 死腔がない。
b. 気道出血時に適する。
c. 過剰加湿にならない。
d. 細菌汚染が少ない。
e. ネブライザとの併用に適する。

1. a、b　　2. a、e　　3. b、c　　4. c、d　　5. d、e

[34回-午前-問題65] カプノメータについて**誤っている**のはどれか。(生体機能代行装置学)

1. 肺胞死腔があると呼気終末二酸化炭素分圧は上昇する。
2. 二酸化炭素の赤外線吸収を応用している。
3. 呼吸ガスの二酸化炭素分圧を測定する。
4. メインストリーム方式ではアダプタの死腔が大きい。
5. カプノグラムでの波形低下は回路のリークを示唆する。

[34回-午前-問題66] 気管吸引について正しいのはどれか。(生体機能代行装置学)

a. 人工呼吸器装着中は時間を決めて行う。
b. 人工呼吸器装着中は換気量や気道内圧が効果の指標となる。
c. 1回の吸引操作で10秒以上の陰圧はかけない。
d. 重篤な低酸素血症は絶対的禁忌である。
e. 滅菌手袋を使用しなければならない。

1. a、b　　2. a、e　　3. b、c　　4. c、d　　5. d、e

[３４回－午前－問題６７] 在宅での非侵襲的陽圧換気（NPPV）について正しいのはどれか。（生体機能代行装置学）

a. 気管切開孔に接続して用いる。
b. 喀痰量が多くても用いることができる。
c. 対象疾患として慢性閉塞性肺疾患（COPD）が最も多い。
d. 重度の睡眠時無呼吸症候群では用いられる。
e. 1万例以上の症例において用いられている。

   1. a、b、c   2. a、b、e   3. a、d、e   4. b、c、d   5. c、d、e

[３４回－午前－問題６８] 酸素療法の安全対策として正しいのはどれか。（生体機能代行装置学）

a. 慢性閉塞性肺疾患（COPD）の急性増悪時にはCO_2ナルコーシスの危険がある。
b. 90％の酸素濃度で酸素中毒をきたす危険はない。
c. 酸素は可燃性ガスである。
d. 酸素ボンベは高温・直射日光を避けた場所に保管する。
e. 液体酸素が漏れた場合、凍傷などを起こす危険性がある。

   1. a、b、c   2. a、b、e   3. a、d、e   4. b、c、d   5. c、d、e

[３４回－午前－問題６９] 正しいのはどれか。（生体機能代行装置学）

a. ローラポンプは回転数と流量が比例する。
b. ローラポンプは溶血の原因とならない。
c. 遠心ポンプは流量計を必要としない。
d. 遠心ポンプは容積型ポンプである。
e. 遠心ポンプは回路破裂の危険がない。

   1. a、b   2. a、e   3. b、c   4. c、d   5. d、e

[３４回－午前－問題７０] 人工心肺において、成人の至適灌流量 [mL/分/kg] はどれか。（生体機能代行装置学）

   1. 10〜20
   2. 30〜40
   3. 60〜80
   4. 120〜140
   5. 160〜200

[３４回－午前－問題７１] 低体温体外循環に伴う生体の変化で**誤っている**のはどれか。（生体機能代行装置学）

   1. 出血傾向を来しやすい。
   2. 動脈圧が低下する。
   3. 心房細動になりやすい。
   4. 脳血流を維持する autoregulation が働く。
   5. 高カリウム血症になりやすい。

[３４回－午前－問題７２] 人工心肺を用いた体外循環中に血中カリウム濃度の上昇につながるのはどれか。（生体機能代行装置学）

a. 赤血球液充填
b. カルシウム投与
c. インスリン投与
d. フロセミド投与
e. 代謝性アシドーシス

    1. a、b   2. a、e   3. b、c   4. c、d   5. d、e

[３４回－午前－問題７３] ECMO について正しいのはどれか。（生体機能代行装置学）

a. 動脈-静脈 ECMO 方式が主流である。
b. 心機能の低下が高度の場合には静脈-静脈バイパスを採用する。
c. 静脈-動脈 ECMO では高流量になるほど左心室の後負荷は減少する。
d. 静脈-静脈 ECMO では送血と脱血の間の再循環が生じうる。
e. PCPS と静脈-動脈 ECMO は同じ回路構成である。

    1. a、b   2. a、e   3. b、c   4. c、d   5. d、e

[３４回－午前－問題７４] 血液透析によって積極的に除去すべき成分はどれか。（生体機能代行装置学）

a. アミノ酸
b. 尿　素
c. リ　ン
d. β_2-ミクログロブリン
e. アルブミン

    1. a、b、c   2. a、b、e   3. a、d、e   4. b、c、d   5. c、d、e

[３４回－午前－問題７５] 血液透析の回路構成として適切で**ない**のはどれか。（生体機能代行装置学）

    1. 中空糸型ダイアライザ内で血液と透析液を並流になるよう流した。
    2. 抗凝固薬注入ラインを血液ポンプの下流側に設置した。
    3. 生理食塩液の注入ラインを血液ポンプの上流側に設置した。
    4. 返血側ドリップチャンバ上部から圧ラインを引いた。
    5. 返血側ドリップチャンバの下流側に気泡検知器を設置した。

[３４回－午前－問題７６] 液の補充を必要とし**ない**治療はどれか。（生体機能代行装置学）

    1. 血液濾過（HF）
    2. 単純血漿交換（Pex）
    3. 血液透析濾過（HDF）
    4. 体外限外濾過法（ECUM）
    5. 二重濾過血漿分離交換法（DFPP）

[３４回―午前―問題７７] 腎性貧血の治療薬として用いられるのはどれか。（生体機能代行装置学）

1. 活性型ビタミンＤ
2. カルシウム拮抗薬
3. カルシウム受容体作動薬
4. 遺伝子組換えヒトエリスロポエチン
5. アンジオテンシン変換酵素阻害薬

[３４回―午前―問題７８] 不均衡症候群の対処法として**誤っている**のはどれか。（生体機能代行装置学）

1. 血液流量を低く設定する。
2. マンニトールを点滴する。
3. 短時間頻回透析を行う。
4. 低ナトリウム透析液を使用する。
5. 小面積のダイアライザを使用する。

[３４回―午前―問題７９] 血液透析中に常時監視すべき項目はどれか。（生体機能代行装置学）

a. 気泡混入
b. 血漿浸透圧
c. 透析液エンドトキシン濃度
d. 透析液圧
e. 漏　血

1. a、b、c　　　2. a、b、e　　　3. a、d、e　　　4. b、c、d　　　5. c、d、e

[３４回―午前―問題８０] 力〔N〕をSI基本単位で表したのはどれか。（医用機械工学）

1. kg
2. kg/m^2
3. kg/m^3
4. kg・m/s^2
5. kg・m/s^3

[３４回―午前―問題８１] 図のように円柱を軸方向に引っ張った際に生じる横ひずみを表すのはどれか。ただし、破線が変形前、実線が変形後の円柱である。（医用機械工学）

1. $L_2 - L_1$
2. $\dfrac{L_2 - L_1}{L_1}$
3. $\dfrac{F}{L_2 - L_1}$
4. $D_1 - D_2$
5. $\dfrac{D_1 - D_2}{D_1}$

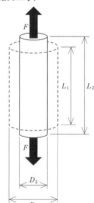

[３４回−午前−問題８２] 円管の中を粘性流体が層流で流れている。同じレイノルズ数になるのはどれか。（医用機械工学）

a. 平均流速 0.5 倍、円管の長さ 2 倍
b. 粘性率 2 倍、円管の長さ 0.5 倍
c. 平均流速 2 倍、円管の内径 2 倍
d. 平均流速 0.25 倍、円管の内径 4 倍
e. 粘性率 2 倍、円管の内径 2 倍

1. a、b　　2. a、e　　3. b、c　　4. c、d　　5. d、e

[３４回−午前−問題８３] 正しいのはどれか。（医用機械工学）

a. 動脈血圧のピーク値は体の部位によって異なる。
b. 血管内径が小さくなると血管抵抗は上昇する。
c. 血管に石灰化が起こると脈波伝搬速度は増加する。
d. 大動脈では動圧の値と静圧の値はほぼ等しい。
e. 動脈径が大きいほど脈波伝搬速度は増加する。

1. a、b、c　　2. a、b、e　　3. a、d、e　　4. b、c、d　　5. c、d、e

[３４回−午前−問題８４] 20℃で体積 1000 L の物体を 75℃まで温める。この物体の体膨張係数が 0.0036 K^{-1} であるとき、温まった物体の体積 [L] に一番近いのはどれか。
　　ただし、圧力は一定とする。（医用機械工学）

1. 200
2. 270
3. 1200
4. 1270
5. 1340

[３４回−午前−問題８５] 生体組織の受動的電気特性について正しいのはどれか。（生体物性材料工学）

a. 導電率は周波数とともに増加する。
b. α分散は水分子の緩和現象に起因する。
c. 皮下脂肪の導電率は筋組織よりも高い。
d. 骨格筋は異方性を示す。
e. インピーダンスは非線形性を示す。

1. a、b、c　　2. a、b、e　　3. a、d、e　　4. b、c、d　　5. c、d、e

[３４回−午前−問題８６] 生体軟組織について**誤っている**のはどれか。（生体物性材料工学）

1. 皮膚組織は粘弾性体である。
2. 弾性線維はコラーゲンからなる。
3. ポアソン比は 0.5 程度である。
4. 弾性要素と粘性要素の直並列モデルで表せる。
5. 外力を負荷すると時間とともにひずみが増加する。

[34回-午前-問題87] 生体の磁気特性について**誤っている**のはどれか。（生体物性材料工学）

1. 生体の比透磁率は5000程度である。
2. 水素の原子核は磁気モーメントをもつ。
3. 神経伝導で磁界が発生する。
4. 酸素化ヘモグロビンは反磁性体である。
5. 脱酸素化ヘモグロビンは常磁性体である。

[34回-午前-問題88] 生体組織の光特性について正しいのはどれか。（生体物性材料工学）

1. UVcは表皮での吸収が大きい。
2. 光の波長が短いほど組織深部に浸透する。
3. メラニンは紫外光よりも赤外光をよく吸収する。
4. 血液は可視光の中で赤色光の吸収が大きい。
5. 眼底での可視光の吸収はない。

[34回-午前-問題89] 医療機器の安全性試験について**誤っている**のはどれか。（生体物性材料工学）

1. 溶出物試験が行われる。
2. 医療機器安全管理責任者が行う。
3. 生物学的試験が行われる。
4. 医薬品医療機器等法で規制される。
5. 物性試験が行われる。

[34回-午前-問題90] 化学結合の強さの順番で正しいのはどれか。（生体物性材料工学）

1. 金属結合＞ファンデルワールス結合＞共有結合
2. ファンデルワールス結合＞共有結合＞金属結合
3. 共有結合＞ファンデルワールス結合＞金属結合
4. 金属結合＞共有結合＞ファンデルワールス結合
5. 共有結合＞金属結合＞ファンデルワールス結合

第34回臨床工学技士国家試験問題　午後

[34回－午後－問題1]　院内感染の標準予防策として正しいのはどれか。（医学概論）
1. 患者の常在菌保有率の検査
2. 院内感染発生に関する患者説明会の開催
3. 電子カルテによる感染症データの一元化
4. 院内感染した職員の診療記録の全職員への開示
5. 感染リスクの分類に基づく医療器材の消毒滅菌

[34回－午後－問題2]　疾病とその原因となる作業との組合せで**誤っている**のはどれか。（医学概論）
1. 難　聴 ——————— 騒音下での作業
2. 眼精疲労 ——————— VDT 作業
3. 減圧症 ——————— 高圧線保守作業
4. じん肺 ——————— 鉱山掘削作業
5. 振動障害 ——————— 削岩機作業

[34回－午後－問題3]　酵素について**誤っている**のはどれか。（医学概論）
1. 触媒の一種である。
2. 基質は酵素が作用する物質を示す。
3. 体内での至適温度は25℃付近である。
4. 酵素ごとの至適 pH が存在する。
5. タンパク質で構成される。

[34回－午後－問題4]　炎症の5徴に含まれ**ない**のはどれか。（医学概論）
1. 発　赤
2. 発　熱
3. 掻痒感
4. 疼　痛
5. 機能障害

[34回－午後－問題5]　細胞について正しいのはどれか。（医学概論）
a. 細胞膜は主にフィブリンで構成される。
b. ゴルジ装置はATP 産生を担う。
c. リボゾームはタンパク合成を担う。
d. リソソームは物質を分解処理する。
e. 核はDNA を含む。

1. a、b、c　　2. a、b、e　　3. a、d、e　　4. b、c、d　　5. c、d、e

［34回－午後－問題6］　**誤っている**のはどれか。（医学概論）

1. 右主気管支は左主気管支よりも短い。
2. 中葉は右肺に存在する。
3. 肺胞でガス交換が行われる。
4. 気管は食道の背側を走行する。
5. 胸膜腔は壁側胸膜と臓側胸膜に囲まれている。

［34回－午後－問題7］　心臓の刺激伝導系と心電図について正しいのはどれか。（医学概論）

a. 洞房結節と房室結節の間にヒス束がある。
b. プルキンエ線維は主に心室筋の収縮を担う。
c. P波は心房筋の興奮を表す。
d. 心房細動ではP波を認めない。
e. QRS波とともに拡張期が始まる。

　1. a、b、c　　2. a、b、e　　3. a、d、e　　4. b、c、d　　5. c、d、e

［34回－午後－問題8］　ホルモンと主な産生部位の組合せで適切で**ない**のはどれか。（医学概論）

1. プロラクチン ───────── 副甲状腺
2. グルカゴン ─────────── 膵　臓
3. 成長ホルモン ────────── 下垂体
4. エリスロポエチン ─────── 腎　臓
5. サイロキシン ────────── 甲状腺

［34回－午後－問題9］　老化、加齢に伴う変化で**ない**のはどれか。（医学概論）

1. クレアチニンクリアランスは低下する。
2. 染色体の一部（テロメア）が短くなる。
3. 胃酸の分泌は低下する。
4. 血圧の調節機能が低下する。
5. 蝸牛の有毛細胞が増える。

［34回－午後－問題10］　創傷治癒の過程について正しいのはどれか。（臨床医学総論）

1. 炎症反応が始まると毛細血管の透過性は亢進する。
2. 出血に対しては好中球が凝集し止血する。
3. 上皮細胞は受傷直後に創部を覆いつくす。
4. 赤血球が肉芽を形成する。
5. 血管内皮細胞が壊死組織を貪食する。

[34回-午後-問題11] 高齢者の細菌性肺炎の特徴はどれか。（臨床医学総論）

a. 意識混濁が起こりやすい。
b. 高熱がでやすい。
c. 咳症状が顕著である。
d. 食事量に変化はない。
e. 予後が不良である。

   1. a、b   2. a、e   3. b、c   4. c、d   5. d、e

[34回-午後-問題12] 低血圧に関連する病態はどれか。（臨床医学総論）

a. 脱　水
b. アジソン病
c. 褐色細胞腫
d. 原発性アルドステロン症
e. 心タンポナーデ

   1. a、b、c   2. a、b、e   3. a、d、e   4. b、c、d   5. c、d、e

[34回-午後-問題13] 大動脈弁狭窄症について**誤っている**のはどれか。（臨床医学総論）

1. 拡張期雑音を聴取する。
2. 失神の原因となる。
3. 高齢化とともに増加している。
4. 左室肥大を来たす。
5. 経カテーテル大動脈弁置換術（TAVI）による治療が増加している。

[34回-午後-問題14] バセドウ病において低下するのはどれか。（臨床医学総論）

a. 食　欲
b. 脈拍数
c. 体　重
d. 甲状腺刺激ホルモン
e. 甲状腺ホルモン

   1. a、b   2. a、e   3. b、c   4. c、d   5. d、e

[34回-午後-問題15] 発症時に激しい頭痛を伴うことが多いのはどれか。（臨床医学総論）

1. アテローム血栓性脳梗塞
2. 心原性脳塞栓症
3. ラクナ梗塞
4. 脳出血
5. くも膜下出血

[34回-午後-問題16] 肺結核症について正しいのはどれか。(臨床医学総論)
1. 患者周辺では接触感染予防策を講じる。
2. 健常人は感染しても発症しない。
3. 喀痰塗抹検査は3日連続で行う。
4. 1種類の薬物で治療する。
5. 五類感染症に指定されている。

[34回-午後-問題17] 尿路結石の診断や治療適応の判断に用いられ**ない**画像検査はどれか。(臨床医学総論)
1. 腹部超音波検査
2. 単純X線検査
3. 点滴静注腎盂造影法
4. 腹部CT検査
5. 腎動脈造影法

[34回-午後-問題18] 胃潰瘍の原因となるのはどれか。(臨床医学総論)
1. カンジダ
2. ヘリコバクター・ピロリ菌
3. マイコプラズマ
4. ボツリヌス菌
5. ムンプスウイルス

[34回-午後-問題19] 赤血球の破壊亢進に伴う貧血はどれか。(臨床医学総論)
1. 鉄欠乏性貧血
2. 腎性貧血
3. 溶血性貧血
4. 再生不良性貧血
5. 巨赤芽球性貧血

[34回-午後-問題20] 表面麻酔を用いるのはどれか。(臨床医学総論)
a. 脱臼整復
b. 気管支鏡検査
c. 胃内視鏡検査
d. 気管切開術
e. 三叉神経ブロック

1. a、b 2. a、e 3. b、c 4. c、d 5. d、e

[３４回－午後－問題２１]　ICU 入室患者の重要臓器機能を評価する SOFA スコアにおいてより重症を示すのはどれか。（臨床医学総論）

a. 昇圧薬の使用
b. 血清ビリルビン値の低下
c. PaO_2/FIO_2上昇
d. 血小板数の増加
e. 1 日尿量の減少

1. a、b　　2. a、e　　3. b、c　　4. c、d　　5. d、e

[３４回－午後－問題２２]　病原体の感染経路で正しい組合せはどれか。（臨床医学総論）

a. 麻疹ウイルス ――――――――――――― 空気感染
b. マイコプラズマ ――――――――――――― 空気感染
c. 水痘・帯状疱疹ウイルス ――――――――― 飛沫感染
d. インフルエンザウイルス ――――――――― 飛沫感染
e. MRSA（メチシリン耐性黄色ブドウ球菌） ――――― 接触感染

1. a、b、c　　2. a、b、e　　3. a、d、e　　4. b、c、d　　5. c、d、e

[３４回－午後－問題２３]　医療安全について正しいのはどれか。（医学概論）

1. 医療行為により患者に重篤な損害を与えた事例をインシデントという。
2. アクシデントが発生する背景には数多くのインシデントが隠れている。
3. 患者がベッドから転落した場合、怪我がなければ報告しなくてよい。
4. 再診であれば患者確認作業は省略してよい。
5. 患者識別バンドを確認すればフルネームを名乗ってもらう必要はない。

[３４回－午後－問題２４]　栄養成分として 1g あたりの熱量が最大のものはどれか。（医学概論）

1. 炭水化物
2. 脂　質
3. タンパク質
4. 食物繊維
5. 水

[３４回－午後－問題２５]　SI 単位について正しいのはどれか。（生体計測装置学）

a. J（ジュール）は基本単位である。
b. dB（デシベル）は補助単位である。
c. V（ボルト）は組立単位である。
d. 1S（ジーメンス）は 1A/V である。
e. Ω（オーム）は基本単位である。

1. a、b　　2. a、e　　3. b、c　　4. c、d　　5. d、e

［３４回－午後－問題２６］ 睡眠脳波計測中に筋電図が混入した。これを除去するために行う処理で正しいのはどれか。(生体計測装置学)
1. 加算平均
2. 移動平均
3. 微分演算
4. 自己相関
5. フーリエ変換

［３４回－午後－問題２７］ 心電図記録の交流雑音対策で正しいのはどれか。(生体計測装置学)
1. 誘導コード同士は離してばらばらに配置する。
2. 心電計の電源コードはベッドと平行に配置する。
3. 心電計の弁別比は少なくとも40dB以上を用いる。
4. 患者のベッドは病室の壁から離して配置する。
5. 心電計の右足コードは保護接地端子に直接接続する。

［３４回－午後－問題２８］ オシロメトリック法による血圧測定で正しいのはどれか。(生体計測装置学)
1. 最低血圧は測定できない。
2. 圧振動の周波数から算出する。
3. 不整脈は計測誤差の原因とならない。
4. 最高血圧以上では圧振動は検出されない。
5. 平均血圧付近で圧振動の振幅が最大となる。

［３４回－午後－問題２９］ カプノメータについて正しいのはどれか。(生体計測装置学)
a. サイドストリーム型では測定に時間的な遅れが生じる。
b. 脱酸素化ヘモグロビンの吸光特性を利用する。
c. 窒素ガス濃度は誤差の原因となる。
d. ゼロ点校正が不要である。
e. 二酸化炭素ガスは$4.3\mu m$に光吸収のピークをもつ。

1. a、b　　2. a、e　　3. b、c　　4. c、d　　5. d、e

［３４回－午後－問題３０］ 医用サーモグラフについて正しいのはどれか。(生体計測装置学)
a. 赤外線を照射して体温を計測する。
b. 光量子型検出器は赤外線検出器として用いられている。
c. ステファン・ボルツマンの法則から温度を求めている。
d. 深部の温度分布がわかる。
e. 温度分解能は1℃である。

1. a、b　　2. a、e　　3. b、c　　4. c、d　　5. d、e

[３４回−午後−問題３１] MRIについて正しいのはどれか。（生体計測装置学）
 a. 造影剤を用いなくても血管を描画できる。
 b. 炭素原子の分布を画像化したものである。
 c. 画像の輝度値は水を0、空気を−1000とする。
 d. X線CTに比べ肺の構造観察に適している。
 e. 撮影では傾斜磁場を用いて位置情報を得ている。

  1. a、b   2. a、e   3. b、c   4. c、d   5. d、e

[３４回−午後−問題３２] 内視鏡画像計測について**誤っている**のはどれか。（生体計測装置学）
  1. カプセル内視鏡の光源にはLEDが用いられる。
  2. 超音波内視鏡ではセクタ走査が用いられる。
  3. 狭帯域光観察（NBI）では2つの狭帯域波長光を用いる。
  4. カプセル内視鏡は無線回路を内蔵している。
  5. 電子内視鏡の先端にはイメージセンサが装着されている。

[３４回−午後−問題３３] 植込み型ペースメーカについて正しいのはどれか。（医用治療機器学）
  1. AAIは心室をペーシングする。
  2. デマンド機構はpulse on T対策には無効である。
  3. デュアルチャンバ・ペースメーカのAVディレイは120〜250ms程度に設定する。
  4. 電極は自己心拍の心内波高値が1mV以下の箇所に留置する。
  5. X線CTはペースメーカの誤作動を起こさない。

[３４回−午後−問題３４] 植込み型ペースメーカについて正しいのはどれか。（医用治療機器学）
 a. 洞不全症候群（SSS）は適応疾患である。
 b. NBG（ICHD）コードの4番目の文字Rは心拍応答機能を示す。
 c. DDDペースメーカの電極リードは1本である。
 d. ニッケル水素電池が用いられる。
 e. ジェネレータはチタン合金製のケースに密封されている。

  1. a、b、c   2. a、b、e   3. a、d、e   4. b、c、d   5. c、d、e

[３４回−午後−問題３５] 冠動脈インターベンション治療について正しいのはどれか。（医用治療機器学）
  1. 治療中の冠動脈造影は不要である。
  2. 治療中の血管内超音波診断装置の使用は禁忌である。
  3. バルーン拡張圧は10気圧程度である。
  4. ステント留置後の再狭窄はない。
  5. 補助循環装置の待機は不要である。

[３４回－午後－問題３６]　正しい組合せはどれか。（医用治療機器学）
a. 内視鏡的癌治療 ――――― ArF エキシマレーザ
b. 角膜形成術 ――――――― Nd：YAG レーザ
c. 網膜光凝固 ――――――― Ar レーザ
d. 光線力学的治療 ――――― Dye レーザ
e. 尿路結石破砕 ――――――― CO_2 レーザ

1. a、b　　2. a、e　　3. b、c　　4. c、d　　5. d、e

[３４回－午後－問題３７]　腹部内視鏡外科手術において正しいのはどれか。（医用治療機器学）
a. 気腹に二酸化炭素を用いる。
b. 気腹により静脈還流は増加する。
c. 硬性鏡は使用できない。
d. トロッカを介して器具を挿入する。
e. 肺血栓塞栓症のリスクがある。

1. a、b、c　　2. a、b、e　　3. a、d、e　　4. b、c、d　　5. c、d、e

[３４回－午後－問題３８]　事故が発生した場合のリスクマネジメントのあり方として適切で**ない**のはどれか。（医用機器安全管理学）
1. 状況の把握
2. 原因の分析
3. 責任の追及
4. 再発防止策の立案
5. 対処策の事後評価

[３４回－午後－問題３９]　100kHz の電流を成人男性に通電したときの最小感知電流 [mA] に近いのはどれか。（医用機器安全管理学）
1. 　0.1
2. 　1
3. 　10
4. 　100
5. 1000

[３４回－午後－問題４０]　非接地配線方式について正しいのはどれか。（医用機器安全管理学）
a. 地絡事故による停電を防止する。
b. 絶縁変圧器の二次側電路は片側を接地する。
c. 絶縁変圧器の定格容量は30kVA 以下である。
d. 絶縁変圧器の二次側の対地インピーダンスは1MΩ 以下で警報が発生する。
e. 絶縁変圧器の二次側から一次側への漏れ電流値は0.1mA 以下である。

1. a、b　　2. a、e　　3. b、c　　4. c、d　　5. d、e

［34回－午後－問題41］ JIS T 1022 で MRI 室などのカテゴリ C に属する医用室に設けなければならない電気
設備はどれか。(医用機器安全管理学)
a. 保護接地
b. 等電位接地
c. 非接地配線方式
d. 無停電非常電源
e. 一般または特別非常電源

　　1. a、b　　　2. a、e　　　3. b、c　　　4. c、d　　　5. d、e

［34回－午後－問題42］　図の漏れ電流測定で正常状態の許容値［μA］はどれか。(医用機器安全管理学)

　　1.　10
　　2.　50
　　3. 100
　　4. 200
　　5. 500

［34回－午後－問題43］ JIS T 0601-1 における漏れ電流測定で使用する電圧測定器に必要な性能はどれか。(医用
機器安全管理学)
a. 指示誤差が±5%以内である。
b. 入力容量が150pF 以下である。
c. 入力抵抗が1MΩ以上である。
d. 出力抵抗が10kΩ以上である。
e. 測定できる周波数の上限は10MHz である。

　　1. a、b、c　　　2. a、b、e　　　3. a、d、e　　　4. b、c、d　　　5. c、d、e

［34回－午後－問題44］　内容積3.5L の酸素ボンベの圧力調整器が10MPa を示している。5L/min の流量で酸素を
投与した場合の投与可能時間はおよそ何分か。(医用機器安全管理学)
　　1.　35
　　2.　70
　　3. 175
　　4. 350
　　5. 500

　電磁環境について**誤っている**のはどれか。（医用機器安全管理学）

1. ME 機器に対する携帯電話の推奨離隔距離は1m である。
2. 携帯電話は受信状態がよい場合に送信出力が小さくなる。
3. 無線 LAN に影響を及ぼす ME 機器がある。
4. 医用テレメータは近隣病院との混信がありうる。
5. 医用テレメータの受信範囲を広げるには送信機の送信出力を上げる。

［34回－午後－問題46］　N 巻きコイル（右巻き）をダイオードD、抵抗 R からなる回路につなぎ（図1）、時間 t とともに変化する一様な磁界中に置いた。図2は、3 つの時間領域、①、②、③における B の時間変化を表している。

　図1における電流 I の有無について正しいのはどれか。

　ただし、ダイオードは理想的とする。（医用電気電子工学）

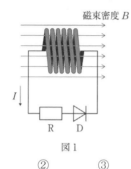

図1

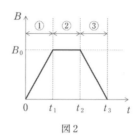

図2

	①	②	③
1.	電流あり	電流なし	電流なし
2.	電流あり	電流なし	電流あり
3.	電流あり	電流あり	電流あり
4.	電流なし	電流あり	電流なし
5.	電流なし	電流なし	電流あり

［34回－午後－問題47］　シールドについて正しいのはどれか。（医用電気電子工学）

a. フェライトは磁気シールド材として用いられる。
b. 真空にすると電気力線は遮断される。
c. 磁力線を遮断するには誘電体が適している。
d. 同軸ケーブルは静電シールドの機能をもっている。
e. 電磁波をシールドするには導電率の大きな材料が適している。

1. a、b、c　　2. a、b、e　　3. a、d、e　　4. b、c、d　　5. c、d、e

［34回－午後－問題48］　100 V の電圧を加えると 5 W の電力を消費する抵抗器に、0.2 A の電流を流したときの消費電力［W］はどれか。（医用電気電子工学）

1. 　4
2. 　20
3. 　25
4. 　80
5. 400

［34回－午後－問題49］　コンデンサを 10V に充電した後、100Ω の抵抗で放電した場合のコンデンサにかかる電圧の経時変化を図の片対数グラフに示す。

コンデンサの静電容量 [F] はどれか。(医用電気電子工学)

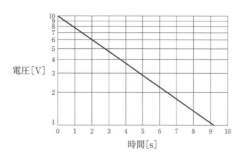

電圧[V]

時間[s]

1. 0.02
2. 0.04
3. 0.1
4. 0.2
5. 0.4

［34回－午後－問題50］　複素数の偏角が $-\dfrac{\pi}{4}$ rad となるのはどれか。

ただし、j は虚数単位である。(医用電気電子工学)

1. $1+j$
2. $1-j$
3. $1+2j$
4. $1-2j$
5. $2+\sqrt{3}\,j$

［34回－午後－問題51］　ダイオードの電流 I、電圧 E の方向を図1のように定めたとき、このダイオードの特性グラフは図2のようになった。このとき、このダイオードの順方向電圧 V_F と逆方向降伏電圧 V_R はどれか。(医用電気電子工学)

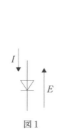

図1

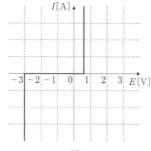

図2

1. $V_F=\ \ \ 0.6V$　　$V_R=-3.0V$
2. $V_F=-0.6V$　　$V_R=-3.0V$
3. $V_F=-0.6V$　　$V_R=\ \ \ 3.0V$
4. $V_F=-3.0V$　　$V_R=\ \ \ 0.6V$
5. $V_F=\ \ \ 3.0V$　　$V_R=\ \ \ 0.6V$

図の回路の V_o が、$V_1=2V$、$V_2=3V$ のときの V_o と同じになるのはどれか。

ただし、Aは理想演算増幅器とする。(医用電気電子工学)

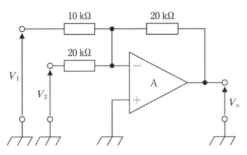

a. $V_1=$　5V　　$V_2=$　6V

b. $V_1=$　4V　　$V_2=$ $-1V$

c. $V_1=$　3V　　$V_2=$　1V

d. $V_1=$ $-1V$　$V_2=$　0V

e. $V_1=$　1V　　$V_2=$　2V

　1. a、b　　2. a、e　　3. b、c　　4. c、d　　5. d、e

図の回路において V_i に3V を入力したときの V_o [V] はどれか。

ただし、Aは理想演算増幅器とする。(医用電気電子工学)

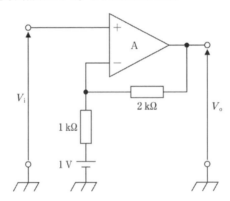

1. 1

2. 3

3. 5

4. 7

5. 9

　図の論理回路の X を示す論理式はどれか。（医用電気電子工学）

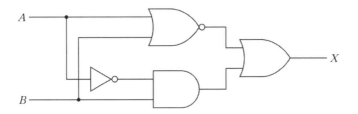

1. $X = \overline{A}$
2. $X = \overline{\overline{B}}$
3. $X = A + B$
4. $X = \overline{A} + \overline{B}$
5. $X = \overline{A + B}$

[３４回－午後－問題５５]　19200bps の伝送路で時分割多重通信方式（TDM）により複数チャネルを同時通信する場合、全てのチャネルが300byte/s 以上の伝送速度を確保可能なチャネル数の最大値はどれか。（医用電気電子工学）

1. 1
2. 2
3. 4
4. 8
5. 16

[３４回－午後－問題５６]　CPU について**誤っている**のはどれか。（医用電気電子工学）

1. 演算ユニット、制御ユニット、一時記憶ユニットから構成される。
2. 主記憶装置から命令を読込んで解読し、実行する。
3. マルチコア CPU では複数の処理を並列に実行することができる。
4. 64 ビット CPU では一度に処理するデータ長が 64 ビットである。
5. CPU の構造が同じであれば、クロック周波数が低いほど処理速度が速い。

[３４回－午後－問題５７]　図のフローチャートで、n に 5 を入力したとき出力される f の値はどれか。（医用電気電子工学）

1. 14
2. 15
3. 24
4. 40
5. 120

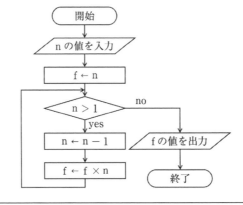

217

［３４回－午後－問題５８］ 標的型攻撃メールの特徴について**誤っている**のはどれか。(医用電気電子工学)

1. 特定組織(官公庁、企業、医療機関等)の機密情報の窃取を目的とする。
2. 件名、本文、添付ファイル名を業務に関連したものに偽装する。
3. 本文や添付ファイルに記載したリンク先にウイルスを仕込む。
4. 組織が頻繁に利用するウェブサイトを改ざんしウイルスを仕込む。
5. 大量のスパムメールを不特定多数に送信する。

［３４回－午後－問題５９］ 16進数の減算4A－25の結果を10進数で表したのはどれか。(医用電気電子工学)

1. 19
2. 25
3. 31
4. 37
5. 49

［３４回－午後－問題６０］ 論理演算 $\overline{X \cdot Y}$ を求める論理回路がある。図のようなX、Yを入力した時の出力はどれか。(医用電気電子工学)

1. A
2. B
3. C
4. D
5. E

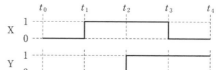

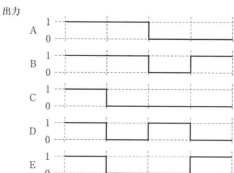

［３４回－午後－問題６１］ 生体時系列信号の解析手法と用途の組合せで正しいのはどれか。(生体計測装置学)

1. ローパスフィルタ ——— 聴覚誘発電位の検出
2. FFT ——————— 周波数分析
3. 微分法 —————— 基線動揺の除去
4. 加算平均法 ———— 平滑化
5. 移動平均法 ———— 波形パターンの認識

218

[３４回－午後－問題６２]　図のブロック線図における全体の伝達関数はどれか。(医用電気電子工学)

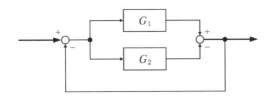

1. $\dfrac{G_1 + G_2}{1 - G_1 - G_2}$

2. $\dfrac{G_1 - G_2}{1 - G_1 - G_2}$

3. $\dfrac{G_1 - G_2}{1 - G_1 + G_2}$

4. $\dfrac{G_1 - G_2}{1 + G_1 - G_2}$

5. $\dfrac{G_1 + G_2}{1 + G_1 + G_2}$

[３４回－午後－問題６３]　一酸化窒素吸入療法について正しいのはどれか。(生体機能代行装置学)

a. 一酸化窒素には血管拡張作用がある。
b. 一酸化窒素は酸化されて有害な二酸化窒素になる。
c. 一酸化窒素はヘモグロビンと結合すると失活する。
d. 一酸化窒素吸入により換気血流不均等が悪化する。
e. 一酸化窒素吸入によりメトヘモグロビンが減少する。

1. a、b、c　　2. a、b、e　　3. a、d、e　　4. b、c、d　　5. c、d、e

[３４回－午後－問題６４]　パルスオキシメータについて正しいのはどれか。(生体機能代行装置学)

1. 動脈血酸素分圧を測定する。
2. 足趾では測定できない。
3. 紫外光の吸光度により判定する。
4. 循環不全では動脈波の検出が難しい。
5. マニキュアの影響は受けない。

[３４回－午後－問題６５]　人工呼吸中のファイティングの原因として考え**にくい**のはどれか。(生体機能代行装置学)

1. 不適切な換気パターン
2. 気道分泌物の貯留
3. 鎮静薬の投与不足
4. 血圧の低下
5. 咳嗽発作

［３４回－午後－問題６６］ 高気圧酸素治療の効果について**誤っている**のはどれか。（生体機能代行装置学）

1. 自然気胸を改善する。
2. 気体による周囲組織の圧迫を解除する。
3. 低酸素の末梢組織を酸素化する。
4. 体内組織に溶解した窒素を速やかに体外へ排出する。
5. 一酸化炭素ヘモグロビンを速やかに解離する。

［３４回－午後－問題６７］ 在宅酸素療法について正しいのはどれか。（生体機能代行装置学）

1. 慢性心不全に用いられる。
2. 肺高血圧症に用いられない。
3. 慢性閉塞性肺疾患（COPD）の予後を改善しない。
4. 動脈血の二酸化炭素分圧の確認は不要である。
5. 吸気デマンドバルブで酸素ボンベの使用時間は10倍に伸びる。

［３４回－午後－問題６８］ 高気圧酸素治療の加圧時に生じる合併症はどれか。（生体機能代行装置学）

a. 鼓膜障害
b. 腸管破裂
c. 皮下気腫
d. 肺の過膨張症候群
e. 副鼻腔スクイーズ

1. a、b　　2. a、e　　3. b、c　　4. c、d　　5. d、e

［３４回－午後－問題６９］ 膜型人工肺について正しいのはどれか。（生体機能代行装置学）

1. シリコーンの気体透過係数はポリプロピレンより大きい。
2. シリコーンを用いた多孔質膜が用いられている。
3. 親水性の膜が用いられている。
4. 内部灌流型が多数を占める。
5. ウェットラングは微小孔からの血漿漏出により生じる。

［３４回－午後－問題７０］ 人工心肺を用いた体外循環中の電解質、内分泌系の変動で正しいのはどれか。（生体機能代行装置学）

a. 血中ナトリウム濃度は低下する。
b. 血中カリウム濃度は低下する。
c. 赤血球液の使用で血中カルシウム濃度は上昇する。
d. インスリンの過剰分泌により低血糖になりやすい。
e. バソプレシンは増加する。

1. a、b、c　　2. a、b、e　　3. a、d、e　　4. b、c、d　　5. c、d、e

[３４回－午後－問題７１]　人工心肺を用いた体外循環中の溶血について正しいのはどれか。(生体機能代行装置学)
1. 膜型肺より気泡型肺の方が溶血は少ない。
2. 遠心ポンプよりローラポンプの方が溶血は少ない。
3. 高度溶血例ではヘパリンを追加する。
4. 細い送血カニューレを用いると溶血は少なくなる。
5. 血中カリウム濃度が上昇した場合、高度溶血を疑う。

[３４回－午後－問題７２]　人工心肺を用いた体外循環で正しいのはどれか。(生体機能代行装置学)
1. 開始時には、まず脱血カニューレ、続いて送血カニューレを挿入する。
2. 大動脈遮断時には、一時的に送血流量を増加させる。
3. 大動脈遮断解除時には、一時的に送血流量を増加させる。
4. 遠心ポンプを用いる場合、復温時には、同一回転数でも流量が増加する。
5. 人工心肺停止時には、脱血側回路をクランプしてから回転を止める。

[３４回－午後－問題７３]　人工心肺を用いた体外循環中の血液凝固系管理で正しいのはどれか。(生体機能代行装置学)
1. ACT（活性化凝固時間）を200秒以下に維持する。
2. 全回路ヘパリンコーティング人工心肺では充填時のヘパリン量を半減できる。
3. プロタミン投与によって血圧は上昇する。
4. プロタミンには軽度の抗凝血作用があるのでヘパリン中和時の過量投与は避ける。
5. プロタミン投与後も術野出血が続く場合は吸引ポンプを回し回収を続ける。

[３４回－午後－問題７４]　人工心肺を用いた体外循環中の安全管理で正しいのはどれか。(生体機能代行装置学)
1. レベルセンサには磁気センサが用いられている。
2. レベルセンサはエアトラップ（バブルトラップ）に取り付ける。
3. フィルタのサイズは動脈フィルタの方がバブルトラップより目が細かい。
4. 閉鎖回路では気泡流入の可能性はない。
5. エアブロックとは送血回路が空気で満たされ送血が止まることをいう。

[３４回－午後－問題７５]　腹膜透析液に含まれ、除水を行うために必要な物質はどれか。(生体機能代行装置学)
a. ブドウ糖
b. カリウム
c. アルブミン
d. クレアチニン
e. イコデキストリン

1. a、b　　2. a、e　　3. b、c　　4. c、d　　5. d、e

[３４回―午後―問題７６] 糸球体濾過量と同じ単位をもつ指標はどれか。(生体機能代行装置学)

a. Kt/V
b. ふるい係数
c. クリアスペース
d. 透析液流量
e. 総括物質移動面積係数

1. a、b　　2. a、e　　3. b、c　　4. c、d　　5. d、e

[３４回―午後―問題７７] 維持透析患者の内シャントで、本来末梢組織側に流れるべき血液がシャント側に流れることによって生じる末梢循環障害はどれか。(生体機能代行装置学)

1. スチール症候群
2. 静脈高血圧症
3. ソアサム症候群
4. 仮性動脈瘤
5. 血清腫

[３４回―午後―問題７８] 急性血液浄化として持続的に施行される治療はどれか。(生体機能代行装置学)

1. CART
2. CHDF
3. DFPP
4. HHD
5. On-line HDF

[３４回―午後―問題７９] 血液透析施行中、静脈圧上限警報が鳴った。原因として考えられ**ない**のはどれか。(生体機能代行装置学)

a. 脱血不良
b. ダイアライザ内の血液凝固
c. 静脈側ドリップチャンバ内の血液凝固
d. 静脈側回路の折れ曲がり
e. 静脈側穿刺針の穿刺不良

1. a、b　　2. a、e　　3. b、c　　4. c、d　　5. d、e

[３４回―午後―問題８０] 質量50kgの物体が秒速10mで動いている。この物体に一定の大きさの制動力を加え続けると25m移動したところで停止した。制動力の大きさ［N］はどれか。
ただし、制動力以外に運動を妨げる効果は無視できるものとする。(医用機械工学)

1. 1
2. 2
3. 20
4. 100
5. 200

［34回－午後－問題81］ ある材料を引っ張って徐々にひずみを増やし、そのときの応力を記録した結果を図に示す。ある時点から特性が大きく変化して、応力がほとんど増加しないにもかかわらずひずみが増加し続ける現象が起こった。その時点を示すのはグラフ上のどれか。（医用機械工学）

1. A
2. B
3. C
4. D
5. E

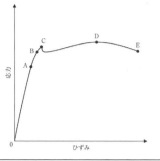

［34回－午後－問題82］ ベルヌーイの定理に含まれるパラメータ（物理変数）はどれか。（医用機械工学）

a. 流　速
b. 静　圧
c. 高　さ
d. 温　度
e. 粘性率

1. a、b、c　　2. a、b、e　　3. a、d、e　　4. b、c、d　　5. c、d、e

［34回－午後－問題83］ 可聴音におけるドプラ効果において、観測される音の周波数変化に影響**しない**因子はどれか。（医用機械工学）

1. 音波の振幅
2. 風　速
3. 音源と観測者の速度ベクトルのなす角度
4. 音源の速さ
5. 観測者の速さ

［34回－午後－問題84］ 変形しない容器に空気を密封し 27℃から 57℃に加熱したときの圧力の変化はどれか。（医用機械工学）

1. 0.9倍
2. 1.1倍
3. 1.5倍
4. 1.8倍
5. 2.1倍

［34回－午後－問題85］ 神経細胞の興奮について**誤っている**組合せはどれか。（生体物性材料工学）

1. 跳躍伝導 ――――― 有髄神経の興奮伝搬
2. 静止電位 ――――― 細胞内外のイオン濃度差
3. 脱分極 ――――― Naイオンの細胞内流入
4. 再分極 ――――― 静止膜電位への復帰
5. 興奮持続時間 ――――― 1秒程度

［３４回－午後－問題８６］　筋肉の特性音響インピーダンスを1.7×10^6 kg・m^2・s^{-1}、血液の特性音響インピーダンスを1.6×10^6 kg・m^2・s^{-1}としたとき、筋肉と血液の境界面の超音波の反射係数はおよそどれか。（生体物性材料工学）

1. 0.01
2. 0.03
3. 0.06
4. 0.08
5. 0.09

［３４回－午後－問題８７］　能動輸送によるものはどれか。（生体物性材料工学）

a. 肺胞における毛細血管への酸素の移動
b. 毛細血管から血管外組織への酸素の移動
c. 毛細血管から血管外組織へのグルコースの移動
d. 尿細管におけるグルコースの再吸収
e. 細胞における静止膜電位の維持

1. a、b　　2. a、e　　3. b、c　　4. c、d　　5. d、e

［３４回－午後－問題８８］　医用材料の滅菌で正しいのはどれか。（生体物性材料工学）

1. 電子線滅菌の処理時間は数時間である。
2. 乾熱滅菌は高分子材料の滅菌に用いられる。
3. 高圧蒸気滅菌はタンパク質を変性させる。
4. EOG滅菌の処理温度は80℃程度である。
5. 濾過滅菌はウイルスの除去に用いられる。

［３４回－午後－問題８９］　埋植した材料に対する慢性局所反応で正しいのはどれか。（生体物性材料工学）

a. 血栓形成
b. 肉芽形成
c. 石灰化
d. アナフィラキシー
e. 補体活性化

1. a、b　　2. a、e　　3. b、c　　4. c、d　　5. d、e

［３４回－午後－問題９０］　形状記憶機能をもつのはどれか。（生体物性材料工学）

1. ニッケル-チタン合金
2. パイロライトカーボン
3. ステンレス
4. チタン-アルミニウム-バナジウム合金
5. コバルト-クロム合金

第34回臨床工学技士国家試験　正答番号

午　前				午　後			
問題番号	正答	問題番号	正答	問題番号	正答	問題番号	正答
問1	4	問46	4	問1	5	問46	1
問2	3	問47	1	問2	3	問47	3
問3	5	問48	2又は5	問3	3	問48	4
問4	3	問49	1	問4	3	問49	2
問5	2	問50	3	問5	5	問50	2
問6	2	問51	4	問6	4	問51	1
問7	1	問52	1	問7	4	問52	3
問8	2	問53	3	問8	1	問53	4
問9	1	問54	3	問9	5	問54	1
問10	2	問55	1	問10	1	問55	4
問11	5	問56	4	問11	2	問56	5
問12	1	問57	5	問12	2	問57	5
問13	1	問58	1	問13	1	問58	5
問14	5	問59	4	問14	4	問59	4
問15	4	問60	1	問15	5	問60	2
問16	4	問61	5	問16	3	問61	2
問17	3	問62	3	問17	5	問62	4
問18	4	問63	3	問18	2	問63	1
問19	1	問64	4	問19	3	問64	4
問20	5	問65	1	問20	3	問65	4
問21	1	問66	3	問21	2	問66	1
問22	2	問67	5	問22	3又は5	問67	1
問23	3	問68	3	問23	2	問68	2
問24	2	問69	2	問24	2	問69	1
問25	1	問70	3	問25	4	問70	2
問26	5	問71	5	問26	2	問71	5
問27	3	問72	2	問27	4	問72	4
問28	4	問73	5	問28	5	問73	4
問29	3	問74	4	問29	2	問74	3
問30	3	問75	1	問30	3	問75	2
問31	2	問76	4	問31	2	問76	5
問32	5	問77	4	問32	2	問77	1
問33	4	問78	4	問33	3	問78	2
問34	4	問79	3	問34	2	問79	1
問35	5	問80	4	問35	3	問80	4
問36	2	問81	5	問36	4	問81	3
問37	3	問82	5	問37	3	問82	1
問38	5	問83	1	問38	3	問83	1
問39	5	問84	3	問39	4	問84	2
問40	3	問85	3	問40	2	問85	5
問41	3	問86	2	問41	2	問86	2
問42	3	問87	1	問42	3	問87	5
問43	1	問88	1	問43	1	問88	3
問44	4	問89	2	問44	2	問89	3
問45	4	問90	5	問45	5	問90	1

第34回臨床工学技士国家試験問題解説集

定価（本体価格1,600円＋税）

2021年11月30日　第1版第1刷発行
2022年11月25日　第1版第2刷発行

編　集／一般社団法人　日本臨床工学技士教育施設協議会
発行者／佐藤　枢
発行所／株式会社へるす出版
〒164-0001　東京都中野区中野2-2-3
電話　03-3384-8035〈販売〉　03-3384-8155〈編集〉
振替　00180-7-175971
https://www.herusu-shuppan.co.jp
印刷所／三松堂印刷株式会社

ⓒ2021 Printed in Japan　　　　　　　　　　　　　〈検印省略〉
乱丁，落丁の際はお取り替えいたします。
ISBN978-4-86719-029-6